Mme ATHANASSIO-BENISTY

LES LÉSIONS DES NERFS

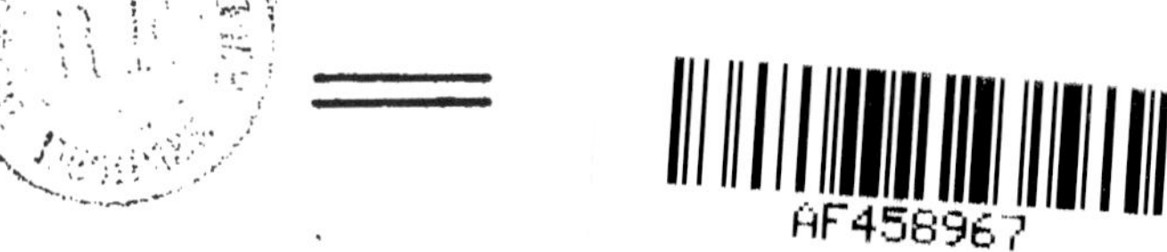

TRAITEMENT ET RESTAURATION

MASSON ET Cie EDITEURS
LIBRAIRES DE L'ACADEMIE DE MEDECINE
120, BOULEVARD SAINT-GERMAIN, PARIS, VIe
1919

LES LÉSIONS DES NERFS

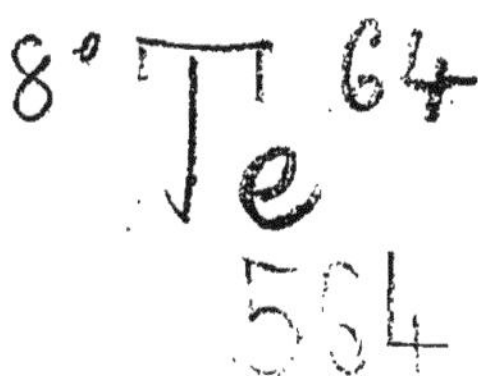

DU MÊME AUTEUR

Formes cliniques des Lésions des Nerfs, avec une préface du Pr Pierre Marie. — *Deuxième édition revue,* avec 81 figures et 7 planches hors texte en noir et en couleurs (Masson et Cie, éditeurs).

4 fr. 40 *net.*

Les Lésions de la zone rolandique (zone motrice et zone sensitive) par blessure de guerre (1918) (Vigot, éditeur).

Mme ATHANASSIO-BENISTY
Ancien Interne des Hôpitaux de Paris

LES LÉSIONS DES NERFS

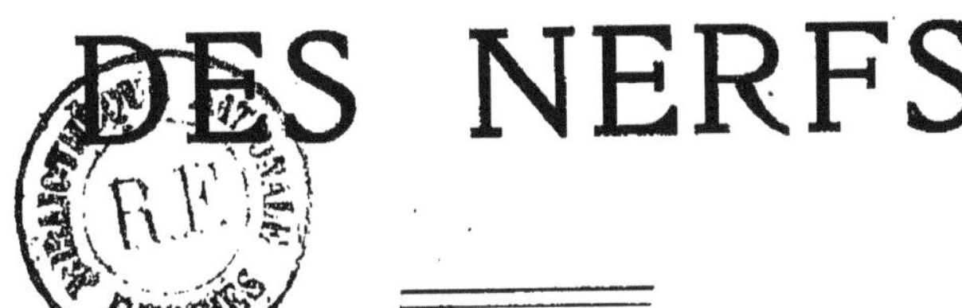

TRAITEMENT ET RESTAURATION

MASSON ET Cie, EDITEURS
LIBRAIRES DE L'ACADÉMIE DE MÉDECINE
120, BOULEVARD SAINT-GERMAIN, PARIS, VIe
1919

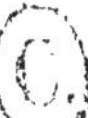

INTRODUCTION

L'étude des lésions traumatiques des nerfs s'est enrichie, durant cette longue guerre, de connaissances nouvelles d'une très grande portée scientifique et pratique, et la thérapeutique a réalisé dans ce domaine des progrès incontestables.

Malgré quelques points encore obscurs, tels que l'évolution des greffes nerveuses, qu'un avenir proche pourra d'ailleurs éclaircir en grande partie, nous pouvons dire que nous possédons sur la pathologie et le traitement des blessures des troncs nerveux périphériques des données précises qu'on souhaiterait à beaucoup d'autres branches de la neurologie et de la médecine générale.

Le moment est venu d'exposer ces faits acquis lesquels jetteront toujours un très vif éclat sur la pathologie du système nerveux périphérique.

Parmi ces faits, ceux qui concernent la restauration et le traitement des lésions des nerfs sont les plus importants à cause de leur intérêt pratique considérable.

Nous savons maintenant mieux rechercher et interpréter les signes moteurs, sensitifs et électriques témoins d'une régénération nerveuse.

L'opportunité et le choix des interventions chirurgicales ne sont plus livrés au hasard et à l'inspiration de chacun, comme cela était inévitable lorsque l'on travaillait dans un terrain mal connu.

Des connaissances cliniques et anatomo-pathologiques

solides, basées sur une expérience large où les cas observés se comptèrent par milliers, permettent au neurologiste d'indiquer la meilleure marche à suivre dans chaque cas particulier.

L'examen médico-légal a également gagné en précision. Dans les commissions de réforme comme devant les accidentés du travail, le médecin grâce à ces nouvelles notions pourra mieux évaluer les infirmités, saura mieux dire ce qu'on peut attendre d'une lésion nerveuse en évolution, à quel moment la déclarer incurable, quel taux de pension appliquer.

Il fera ainsi œuvre encore plus utile que par le passé, pour le plus grand bien des malades.

(Septembre 1919.)

LÉSIONS MACROSCOPIQUES ET MICROSCOPIQUES DES NERFS BLESSÉS

Avant d'envisager les modifications macroscopiques et microscopiques des nerfs, au cours des blessures de guerre, il est nécessaire d'exposer rapidement les notions générales qui concernent la structure des nerfs, leur dégénérescence à l'occasion des divers traumatismes (écrasement, compression, section), leur processus de cicatrisation et de restauration.

Les remarquables travaux de M. Nageotte (1) et l'exposé du Pr Pitres (2) serviront de base à cette étude.

Un nerf est constitué par des fibres nerveuses, qui forment l'élément noble de l'organe, et par du tissu conjonctif. A l'intérieur du nerf, les fibres se groupent en faisceaux. Chaque faisceau est enveloppé d'une gaine conjonctive appelée *gaine lamelleuse* ; le cordon nerveux ou nerf proprement dit, constitué par l'ensemble des faisceaux, est contenu dans une enveloppe de nature conjonctive appelée *névrilème*.

La fibre nerveuse des nerfs cérébrospinaux est constituée par trois éléments distincts : le *cylindraxe*, la *gaine de myéline* et la *gaine de Schwann*.

Le *cylindraxe* ou *axone* est un tractus rubané et brillant formé de fibrilles juxtaposées qui lui donnent un aspect strié en long. Le nitrate d'argent détermine à sa surface un dépôt noir.

La *gaine de myéline* enveloppe le cylindraxe, lui for-

(1) J. Nageotte, *Comptes Rendus de la Société de Biologie*. Tome LXXIII et *Revue Neurologique*, juillet 1915.

(2) A. Pitres, Sur les processus histologiques qui président à la cicatrisation et à la restauration fonctionnelle des nerfs traumatisés. *Journal de Médecine de Bordeaux*, décembre 1915.

mant une sorte de manchon, interrompu de distance en distance au niveau des *étranglements annulaires*. La partie de la fibre contenue entre deux étranglements s'appelle *segment interannulaire*.

La myéline réduit l'acide osmique en se colorant en noir.

Enfin, la *gaine de Schwann* se dispose autour de la gaine à myéline.

C'est une membrane mince et transparente d'origine ectodermique portant à sa face interne des noyaux entourés d'une mince couche de protoplasma.

Au niveau des étranglements annulaires, la fibre nerveuse est constituée uniquement par le cylindraxe et la gaine de Schwann, sans gaine de myéline.

Les vaisseaux et les lymphatiques du nerf circulent entre les gaines lamelleuses.

Section d'un nerf chez l'animal.

Nous considérerons tout d'abord le cas d'un nerf sectionné *aseptiquement* et dont les deux bouts sont restés très rapprochés l'un de l'autre.

Aussitôt après le traumatisme, un épanchement de sang contenant des débris des tissus environnants survient et bientôt, en l'espace de quelques jours, si la plaie ne suppure pas, il se forme une cicatrice conjonctive plus ou moins exubérante, selon que les deux extrémités du nerf se trouvent plus ou moins écartées [1].

Pendant ce temps, le tissu nerveux proprement dit, celui du bout central comme celui du bout périphérique, se transforme.

Toutes les fibres nerveuses situées en aval de la section, c'est-à-dire tout le segment inférieur du nerf, subissent un ensemble de modifications histologiques connu sous le nom de *dégénération wallérienne* du nom de l'histologiste Waller qui l'a décrite.

Avant la fin de la première journée, le cylindraxe des fibres

(1) A. Pitres, *loco citato*.

nerveuses commence à se tuméfier; d'abord limitée au voisinage immédiat de la plaie de section, cette tuméfaction se propage de proche en proche jusqu'aux filets terminaux du nerf. En même temps les fibrilles constitutives du cylindraxe se modifient, deviennent sinueuses, variqueuses.

Dès le 2e jour les noyaux de la gaine de Schwann tendent à s'hypertrophier, leur protoplasma augmente de volume et attaque la myéline qui se fragmente et apparaît sous la forme de boules brillantes disposées autour de l'axone.

Vers le 4e jour les noyaux des segments interannulaires entrent dans une phase de prolifération active, en même temps que la myéline se fragmente de plus en plus, si bien que vers le 15e jour elle a totalement disparu.

La dégénération wallérienne aboutit à la perte de l'excitabilité des fibres nerveuses, qui a lieu trois ou quatre jours après la section. Cette perte de l'excitabilité nerveuse semble porter sur tous les modes d'excitations (électriques, chimiques, mécaniques). Les muscles, eux, ne deviennent inexcitables que bien plus tardivement, plusieurs semaines ou plusieurs mois après la perte de l'excitabilité des nerfs (Pitres).

En même temps que se poursuit ce processus de dégénération, un *processus de regénération* commence.

Le segment inférieur, en se modifiant comme nous l'avons vu, se prépare à recevoir les jeunes cylindraxes qui vont arriver du bout supérieur.

Mais ce processus de régénération s'effectue avec une extrême lenteur pour aboutir à la restauration motrice du nerf. Force nous est donc, de décrire cette transformation en plusieurs phases.

Dès les premières heures qui suivent la section, dans l'extrémité centrale du nerf on peut voir se détacher des faces latérales des cylindraxes blessés, immédiatement au-dessus de leur surface de section, une multitude de minces fibrilles qui vont se transformer par la suite en cylindraxes.

Cette phase initiale de la régénération constitue le *phénomène de Perroncito.*

Ces fibrilles poussent activement et pénètrent la cicatrice

conjonctive qui sépare le bout central du bout périphérique du nerf. Elles sont attirées comme par une sorte de chimiotaxie positive vers l'extrémité inférieure du cordon nerveux interrompu ; elles s'accroissent tant en longueur qu'en épaisseur et leur extrémité terminale se renfle en massue.

Or, il faut savoir qu'elles ne pénètrent pas la cicatrice

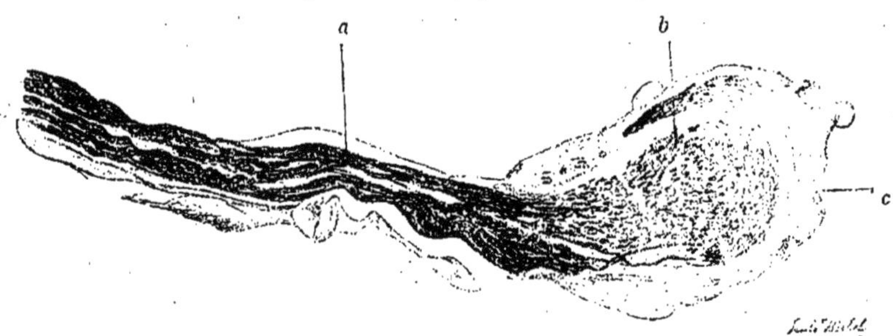

Fig. 1. — Névrome expérimental chez le lapin (bout supérieur). Section et attrition. Calotte de tissu lâche autour de l'extrémité du nerf. Cette calotte n'est pas encore colonisée par les fibres. *a* bout afférent ; *b*, partie névromateuse ; *c*, calotte de tissu lâche (d'après Pierre Marie et Foix).

conjonctive en ligne droite, mais en s'éparpillant et en s'entre-croisant (fig. 1).

On comprend facilement que lorsque la cicatrice conjonctive intermédiaire est très exubérante, très fibreuse (telle que la produisent les inflammations, les longues suppurations), les cylindraxes du segment central ont de grandes difficultés à la traverser et à atteindre le segment périphérique.

Lorsque, au contraire, les phénomènes inflammatoires ont été peu importants, les deux extrémités étant peu éloignées, la cicatrisation par première intention peut être parfaite et le nerf apparaît après la régénération à peine plus gros ou plus vascularisé à ce niveau.

Si les deux segments ont entre eux un écart de plus de 15 ou 20 millimètres, il se formera une cicatrice conjonctive ayant la forme d'un pont fibreux ou d'un tractus adhérent aux tissus environnants, et reliant les deux extrémités du nerf, renflées l'une et l'autre.

Le renflement du bout central, toujours plus considérable, représente un *névrome,* formé de la prolifération des gaines de Schwann et des jeunes axones ou *neurites* (Nageotte).

Le segment périphérique, moins renflé, est au contraire uniquement formé de la prolifération exubérante des noyaux de la gaine de Schwann, qui aboutit à la formation d'un réseau de gaines où vont pénétrer les jeunes neurites.

M. Nageotte appelle ce renflement un *gliome,* étant donnée sa constitution purement aux dépens de la gaine de Schwann qui constitue la *névroglie du nerf.*

Ce gliome s'accroît avec une grande activité et remonte tout droit vers le bout central.

En résumé, la régénération d'un nerf sectionné est due d'une part à la prolifération des cylindraxes du bout central, d'autre part à la prolifération des noyaux et du protoplasma de la gaine de Schwann qui aboutit à la formation de nouvelles gaines, prêtes à recevoir les jeunes neurites tant au niveau du bout central, que dans la totalité du segment périphérique.

« *La névroglie (gaine de Schwann) construit le nerf et les neurites s'y logent.* » (Nageotte).

Qu'arrive-t-il lorsque la plaie a entraîné une large destruction du nerf et que les deux bouts restent totalement écartés l'un de l'autre ?

Le bourgeon central se divise, s'éparpille, les jeunes cylindraxes se replient, se pelotonnent, poussent latéralement, ou même rebroussent chemin (fig. 3).

Dans le segment périphérique les gaines restent vides, se flétrissent après un temps plus ou moins long.

Parfois cependant, malgré l'obstacle d'une cicatrice fibreuse importante, quelques cylindraxes arrivent, après des chemins détournés, au segment inférieur qu'ils neurotisent, en pénétrant dans les gaines préparées d'avance qui les attendent. Ce phénomène a été découvert par Ranvier.

Dès que les neurofibriles atteignent les gaines, elles s'accroissent très rapidement, se recouvrent de myéline et cheminent graduellement jusqu'aux extrémités terminales, motrices ou sensitives des nerfs.

C'est alors seulement que la restauration fonctionnelle du nerf apparaît.

La phase la plus lente est donc la traversée de la cicatrice conjonctive, qui constitue l'obstacle le plus dur à vaincre

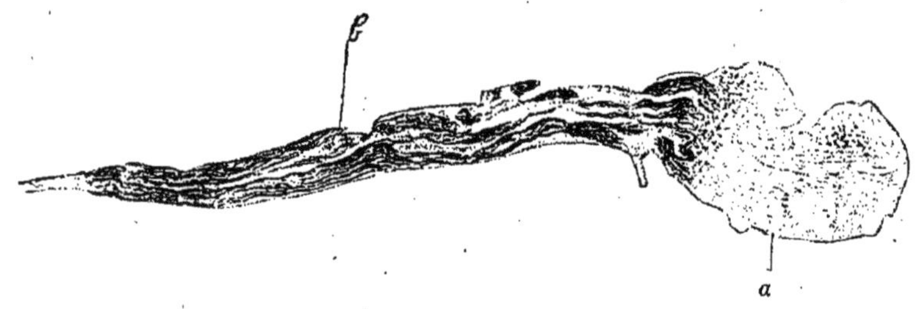

Fig. 2. — Section et attrition chez le lapin.

a, calotte conjonctivo-musculaire ; *b*, nerf en voie de dégénération. La calotte conjonctivo-musculaire est formée en grande partie par la prolifération des appareils de Schwann, mais la sclérose inflammatoire et les adhérences musculaires y jouent, dans les nerfs traumatisés, un grand rôle (d'après Pierre Marie et Foix).

pour aboutir à la régénération du bout inférieur, et finalement à la régénération fonctionnelle du nerf.

Les expériences de Vanlair ont montré qu'un nerf sectionné aseptiquement chez un animal et dont les deux bouts restés au contact, se sont réunis par première intention, recouvre sa conductibilité au bout de 8 à 11 mois. Si l'écartement a été de 1 centimètre, la restauration est plus tardive et ne s'effectue que vers le 14ᵉ mois ; elle peut retarder jusqu'au 30ᵉ mois si l'écartement est de 2 centimètres. Elle fait totalement défaut lorsque cet écartement est de 4 centimètres (Pitres).

Tels sont, très brièvement résumés, les faits connus sur la dégénération et la régénération des nerfs, chez les animaux, après section ou écrasement expérimental.

Traumatisme des nerfs par plaies de guerre.

Comment évoluent les blessures des nerfs par plaies de

guerre et quel est l'aspect macroscopique et microscopique des nerfs blessés?

Ces notions, malgré des études minutieuses, restent nécessairement incomplètes ; les phases du processus de régénération dans le temps et dans l'espace échappant au contrôle.

D'autre part, on peut dire que dans chaque cas, le nerf blessé par traumatisme de guerre réagit à sa manière, les conditions de la blessure et surtout l'inflammation des tissus environnants étant nécessairement variables. Malgré des ressemblances générales dans l'aspect et la structure, la cicatrice d'un nerf suturé, réséqué ou libéré, est donc loin d'évoluer cliniquement de façon constante.

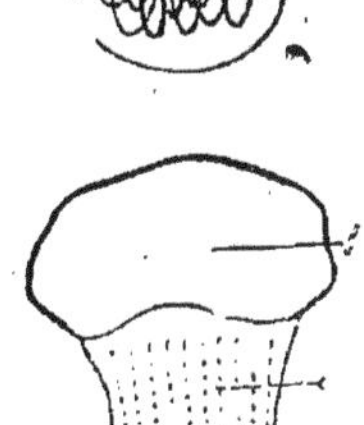

Fig. 3.
Section complète.
A, névrome supérieur, en *a*, le rebroussement des fibres. B, névrome inférieur avec en *c*, la région des fibres dégénérées ; en *b*, la calotte fibro-conjonctive (d'après Pierre Marie et Foix).

Toutefois, quatre années d'observations et de recherches ont permis de dégager certains faits anatomopathologiques. Nous les exposerons en résumant les travaux de MM. Pierre Marie et Foix (1), de MM. Claude, Vigouroux et R. Dumas (2), de M. et Mme Dejerine et J. Mouzon (3), de MM. Jourdan et Sicard (4) et l'étude récente du Pr Dustin (de Bruxelles) (5).

Avec MM. Pierre Marie et Foix, nous distinguerons trois principaux types de lésions :

1° *Section totale* ;

(1) Pierre Marie et Foix, Indications opératoires fournies par l'examen histologique des nerfs lésés par plaies de guerre, *Presse Médicale*. 31 janvier 1916.
(2) Claude, Vigouroux et R. Dumas, Etude anatomique de cent cas de lésions traumatiques des nerfs des membres, *Presse M dicale*, 4 mars 1915.
(3) M. et Mme Déjerine et M. J. Mouzon, Les lésions des gros troncs nerveux par projectiles de guerre. Les différents syndrômes cliniques et les indications opératoires. *Presse Médicale*, 10 mai, 8 juillet, 30 août 1915.
(4) Jourdan et Sicard, Étude macroscopique et microscopique des lésions des nerfs par blessure de guerre. *Presse Médicale*, 29 juillet 1915.
(5) Pr A. P. Dustin, Les lésions posttraumatiques des nerfs. Contribution à l'histopathologie du systéme nerveux périsphérique chez l'homme. Ambulance de l'Océan. La Panne. Décembre 1917.

2° *Pseudo-névrome d'attrition* ;

3° *Encoche latérale.*

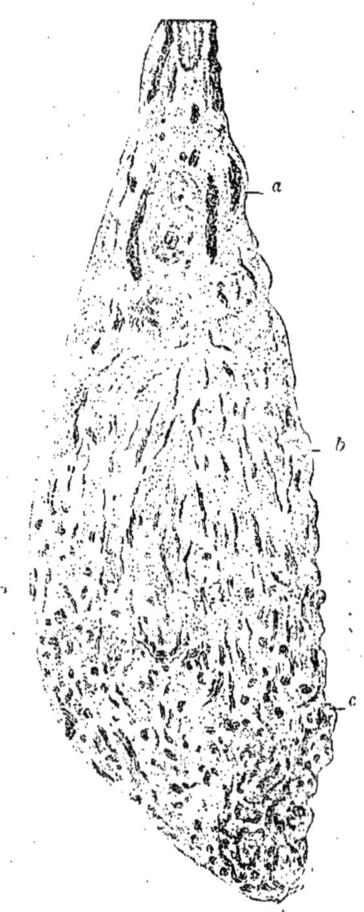

FIG. 4.

Section complète. — Névrome supérieur ancien (Grossissement : 7,5 diamètre.)

Le névrome est dans son entier constitué par des fibres myéliniques. Dans la partie la plus haute *a*, les fibres sont parallèles. Dans la partie moyenne *b*, elles s'éparpillent en divergeant. Dans la partie inférieure *c*, elles sont dirigées dans tous les sens. Cette partie est donc impropre à la suture (d'après Pierre Marie et Foix).

La plus fréquente de ces trois principales formes de lésion est le *Pseudo-névrome d'attrition.* L'encoche latérale est assez fréquente. La section totale, au contraire, est plus rare et ne se rencontrerait d'après MM. Claude, Vigouroux et R. Dumas, que dans la proportion de 22 pour 100.

Nous décrirons ensuite quatre types accessoires de lésions :

4° *Section complète avec pseudo-continuité* ;

5° *Pseudo-névrome latéralisé* avec ou sans encoche latérale ;

6° *Névrome partiel intra* ou *juxta-nerveux* ;

7° *Induration simple* du nerf.

1° SECTION TOTALE. — Dès que le chirurgien rencontre le tronc nerveux dans la plaie opératoire au-dessus ou au-dessous du siège probable de la lésion — si l'on tient compte du trajet du projectile — et le suit, presque toujours, en cas de section totale, il le voit plonger « brusquement et angulairement » (Pierre Marie et Foix) dans la plaie ; c'est là un excellent signe en faveur de la section anatomique totale. En effet, en poursuivant le dégagement du nerf, on le trouve coupé, les deux bouts séparés, renflés et plus ou moins adhérents au tissu fibro-scléreux environnant (fig. 3).

Histologiquement, le renflement supérieur, le « névrome » est constitué, lorsque la lésion date de quelque temps, par des gaines myéliniques adultes possédant un cylindraxe sensiblement normal (P. Marie et Foix). Ce névrome est encapsulé, entouré d'une coiffe conjonctive, contre laquelle se heurtent les jeunes fibres nerveuses, et sont obligées de ce fait à rebrousser chemin (fig. 4).

Si bien que les fibres nerveuses régénérées gardent dans la partie supérieure du névrome une direction longitudinale et sont parallèles entre elles, puis elles divergent et ensuite s'éparpillent dans toutes les directions, un grand nombre d'entre elles devenant ascendantes.

Selon M. Dustin la disposition générale des fibres nerveuses au sein du névrome est la suivante. Immédiatement au-dessus de la lésion il existe une *zone fasciculaire,* le nerf paraît à ce niveau dissocié en une série de fascicules nerveux. Cet aspect doit être attribué d'après M. Dustin à trois facteurs : aux phénomènes de dégénérescence rétrograde limitée, à la fibrillation de beaucoup des axones en voie de réaction néoformative, enfin à l'existence d'un œdème interstitiel dissociant les divers faisceaux de cylindraxes.

Au-dessous de la zone fasciculaire et exactement au point où a porté la section traumatique, les fibres nerveuses de néo-formation changent brusquement de direction, se divisent et s'intriquent, sans s'anastomoser, en un plexus dense. Cette zone pourrait être appelée *zone plexiforme.* Au-dessous de cette région enfin, on trouve une *zone trabéculaire* formée par des travées de fibres se détachant de la zone plexiforme. Ces travées nerveuses suivent une direction perpendiculaire au grand axe du nerf ; un grand nombre de fibres deviennent même rétrogrades.

« Ce rebroussement du névrome le long du bout central du nerf ne fera que s'accentuer avec le temps. »

Le cal fibreux qui termine l'extrémité libre du névrome est constitué par le « fusionnement de toutes les parties de l'armature conjonctive, individualisées au niveau des portions restées saines de l'organe ». Le névrilème, les gaines lamelleuses et le tissu conjonctif interstitiel des fascicules nerveux s'épaississent, se fusionnent, puis s'incurvent et recouvrent en la débordant la surface de section du nerf.

Du côté des cylindraxes M. Dustin signale les modifications suivantes : dégénérescence rétrograde limitée, phénomènes irritatifs (fibrillation, état hérissé ou barbelé) ; phénomènes progressifs (cônes de croissance, division des fibres en croissance, formation d'appareils spiralés très complexes).

« Ce premier effort est excessif, nous dirions même désordonné ; il devra être corrigé par des modifications régressives ultérieures qui atteindront les fibrilles nerveuses fonctionnellement inutiles. »

L'étude de névromes très anciens a permis à M. Dustin de fixer quelques points d'une importance pratique capitale car ils justifient la suture des nerfs sectionnés depuis fort longtemps.

« Après deux ans et demi, le névrome terminal renferme encore de très nombreuses fibres nerveuses, vivantes : *le bout central n'a pas subi de dégénérescence retrograde et reste apte à la régénération.*

« Le névrome subit cependant un lent travail d'atrophie : le tissu conjonctif devient de plus en plus scléreux.

« Des cylindraxes subissent lentement et progressivement la dégénérescence ; les gaines nerveuses se déshabitent, puis sont elles-mêmes dissociées par des leucocytes.

« Les fascicules nerveux qui persistent dans le névrome se sont constitués des gaines qui les isolent des tissus voisins et qui rappellent simplifiées, les gaines d'un nerf normal.

« Jamais sur plus de 100 malades que nous avons opérés et sur près de 70 névromes étudiés histologiquement jusqu'à ce jour, nous n'avons pu observer de stérilité totale ou subtotale du bout central.

« La dégénérescence wallérienne rétrograde décrite par Van

Gehuchten après arrachement violent des nerfs crâniens chez l'animal, ne semble pas se produire chez l'homme après lésion des nerfs périphériques. »

L'extrémité inférieure périphérique du nerf sectionné est également hypertrophiée, mais en général moins que le segment supérieur. Ce pseudo-névrome inférieur, ou ce « gliome », pour employer la terminologie de M. Nageotte, est constitué chez les blessés de guerre par une coque fibro-conjonctive contenant très souvent des fibres musculaires, recouvrant un nerf en pleine dégénération wallérienne.

2° Pseudo-névrome d'attrition. — Cette lésion qui suit la majorité des plaies des nerfs, se présente macroscopiquement sous la forme d'un nodule, d'un renflement cicatriciel plus ou moins olivaire et régulier siégeant sur le trajet d'un nerf qui a conservé sa continuité (fig. 5).

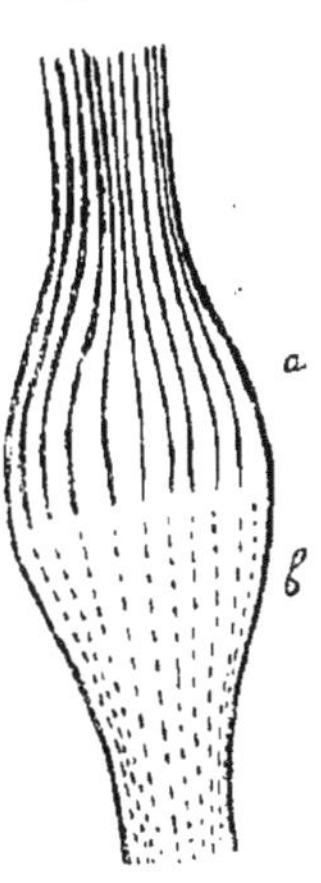

Fig. 5.
Pseudo-névrome d'attrition.
a, région des fibres saines; *b*, région des fibres dégénérées (d'après Pierre Marie et Foix).

C'est ce que MM. Sicard et Jourdan appellent le *nodule translésionnel,* MM. Claude, Vigouroux et Dumas, *section incomplète,* M. et Mme Déjerine et J. Mouzon, *chéloïde nerveuse axiale.* Ces derniers auteurs considèrent cette lésion, lorsque les signes cliniques sont graves, comme équivalant à une section totale, leurs examens histologiques leur ayant démontré que cette « chéloïde » fibreuse et résistante n'avait pas encore été traversée par les cylindraxes du bout central 113 jours après la blessure, et que le bout périphérique était en pleine dégénérescence wallérienne.

La résection suivie de suture serait d'après ces auteurs, le seul traitement opératoire logique dans ces cas.

MM. Pierre Marie et Foix, dont les arguments histologiques concordent avec un grand nombre d'observations cliniques et avec les données opératoires, admettent l'existence de pseudo-névromes d'attrition non équivalents aux sections complètes.

« Histologiquement, le pseudo-névrome est avant tout cons-

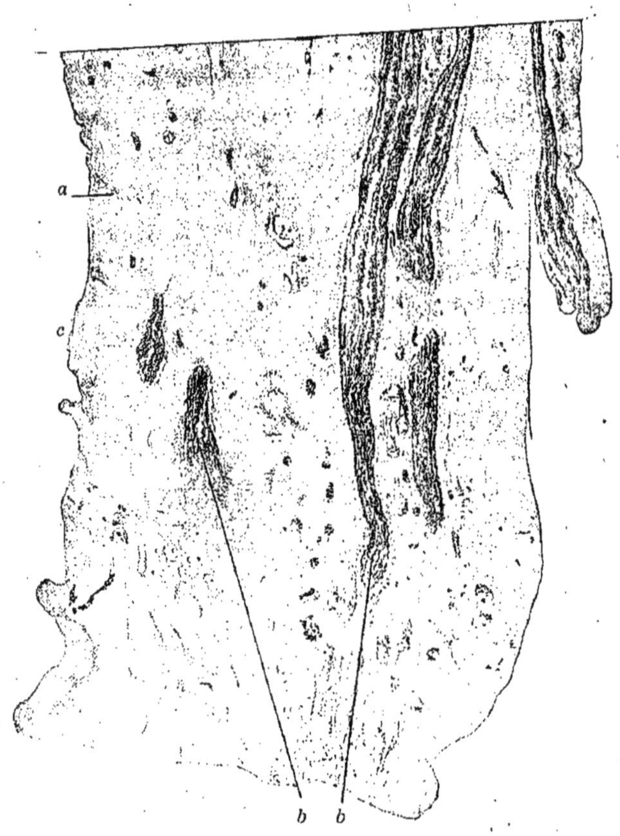

Fig. 6. — Pseudo-névrome d'attrition (Grossissement : 7,5 diamètres).

L'augmentation de volume est due à la surproduction du tissu interstitiel. Des faisceaux myéliniques à direction conservée sont encore aisément reconnaissables. En *a*, région effleurée par la balle ; *b*, fibres myéliniques, en fascicules nettement groupés ; *c*, petit vaisseau atteint d'endartérite (d'après Pierre Marie et Foix).

titué par du tissu fibreux écartant les fascicules nerveux et déterminant l'augmentation de volume (fig. 6).

« Il n'y a pas multiplication des éléments nerveux et cette

formation ne mérite pas le nom de névrome. C'est une sorte de petit fibrome, très susceptible d'ailleurs de guérison.

« On peut, au point de vue des lésions, lui distinguer trois zones : une zone supérieure où les fibres descendent en divergeant écartées par la prolifération conjonctive ; une zone moyenne où la lésion est maxima et à partir de laquelle les fibres dégénèrent ; une zone inférieure où les fibres présentent une dégénération secondaire plus ou moins complète.

« Au point où la lésion est maxima deux cas peuvent se présenter :

« Ou bien les fascicules persistent, les fibres myéliniques devenant plus rares ou disparaissant.

« Ou bien la gaine lamelleuse est rompue et l'on voit alors

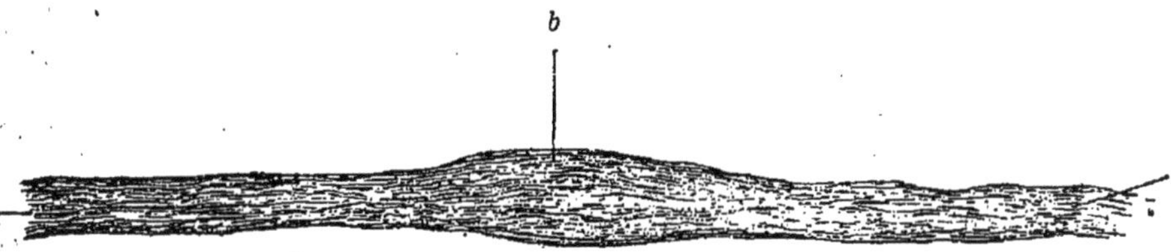

Fig. 7. — Pseudo-névrome d'attrition expérimental du lapin.

a, bout afférent ; *b*, région renflée pseudo-névromateuse ; *c*, bout efférent (d'après Pierre Marie et Foix).

les gaines de Schwann libérées s'éparpiller et se disloquer en partie.

« La régénération nous paraît à peu près certaine pour les cas où les fascicules nerveux, même complètement dégénérés, traversent la lésion, sans subir d'éparpillement Nous savons en effet la facilité de la reviviscence en pareil cas.

« Lorsqu'il y a éparpillement, le pronostic, évidemment plus grave, nous paraît encore relativement favorable. »

3° Encoche latérale. — Le nodule cicatriciel offre souvent sur un de ses côtés une encoche qui représente parfois une section incomplète ; elle est nettement visible au niveau du nerf renflé en ce point (fig. 8).

Lorsque l'encoche est bien visible macroscopiquement, le nerf présente très souvent deux renflements nodulaires, l'un supérieur, l'autre inférieur à l'encoche (P. Marie et Foix).

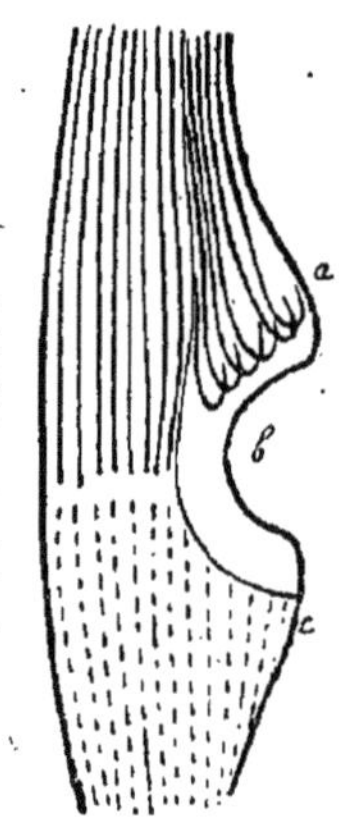

Fig. 8.
Encoche latérale.
a, lèvre supérieure de l'encoche avec rebroussement des fibres; *b*, encoche; *c*, lèvre inférieure de l'encoche. La région représentée en blanc est formée de tissu scléreux (d'après Pierre Marie et Foix).

C'est la lésion que MM. Sicard et Jourdan décrivent sous le nom de nodules sus et sous-lésionnels.

Au point de vue histologique, au niveau de la région encochée on retrouve la structure de la section complète; la paroi même de l'encoche est formée d'un tissu fibreux très dense.

Quant au pont de substance qui relie les deux extrémités renflées du nerf, dans la partie adjacente à la cicatrice, il est formé du tissu fibroïde dont nous avons parlé et dans la partie plus éloignée, il présente les mêmes caractères histologiques que le pseudo-névrome d'attrition (fig. 9).

4° Types accessoires. — Parmi les lésions plus rarement rencontrées, nous citerons en premier lieu la *pseudo-continuité*. Les sections totales, avons-nous dit, sont relativement rares (de 20 à 25 pour 100). Ce qui est plus rare encore, c'est la section nette avec les deux segments écartés et désaxés dont nous avons parlé en premier lieu.

La section anatomique du nerf se présente beaucoup plus souvent, à notre avis, sous forme de pseudo-continuité (fig. 10).

MM. Pierre Marie et Foix décrivent ainsi cette forme de lésion : « Le nerf présente deux renflements névromateux distants l'un de l'autre, le supérieur beaucoup plus volumineux. Entre les deux un pont de tissu irrégulier, déchiqueté, isolé par dissection du tissu fibreux très dense qui comblait l'intervalle, établit une apparente continuité.

« L'examen macroscopique attentif montre alors : 1° que la

section est totale ou subtotale ; 2° que le pont intermédiaire

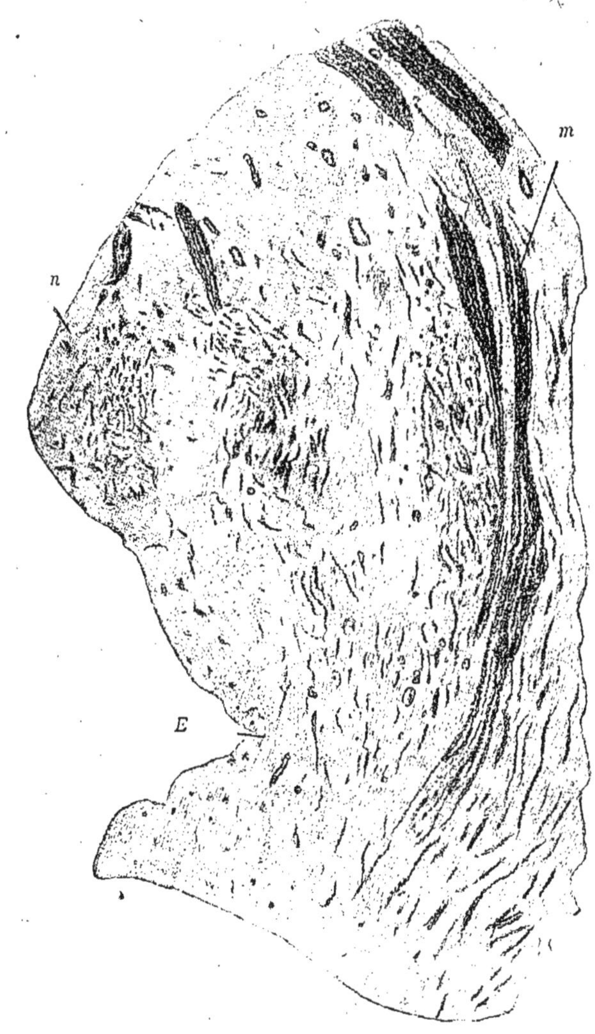

FIG. 9. — Encoche latérale (Grossissement : 7,5 diamètres).

E, Encoche. En *n*, les fibres nerveuses sont interrompues sur la lèvre supérieure de l'encoche. Elles forment là un petit début de névrome. En *m*, des fascicules nerveux cheminent de bout en bout, myélinisés à la partie supérieure, presque complètement démyélinisés mais continus à la partie inférieure (d'après Pierre Marie et Foix).

trop mince, trop long et trop déchiqueté, n'a guère de valeur au point de vue de la régénération. »

Ce pont est toujours formé exclusivement de tissu fibreux auquel se mêlent de nombreux éléments musculaires (fig. 11).

Cette sorte de lésion, fréquente surtout dans les plaies du radial, lorsque le nerf se perd dans le cal osseux d'une fracture de l'humérus, comporte, cela va sans dire, au point de vue opératoire la large résection du pont fibreux et l'avivement des deux extrémités du nerf.

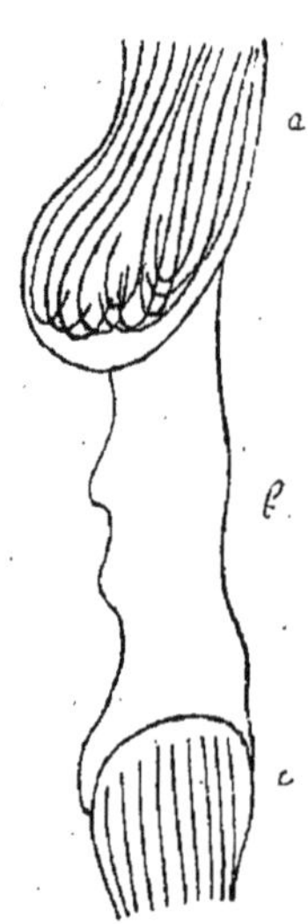

Fig. 10.

Section avec pseudo-continuité.

a, bout supérieur; *b*, segment irrégulier intermédiaire; *c*, bout inférieur (d'après Pierre Marie et Foix).

Pseudo-névrome latéralisé avec ou sans petite encoche latérale. C'est le *nodule latéral* de Sicard et Jourdan, la *chéloïde excentrique ou latérale* de M. et Mme Déjerine.

Le renflement est irrégulier et plus marqué sur un des côtés du nerf (fig. 12).

Histologiquement, au point lésé même, on voit les fibres nerveuses les unes simplement refoulées par le tissu fibreux, les autres ayant perdu la direction utile (fig. 13).

Enfin une dernière sorte de lésion, bien plus rare que les précédentes, est représentée par les *petits névromes énucléables intra ou juxtanerveux,* encapsulés à l'intérieur du nerf ou faisant saillie sur une de ses surfaces (fig. 14).

Ces fibromes sont de deux sortes, les uns sont des *névromes purs* formés par des fibres nerveuses, les autres ont un centre fibreux. Les premiers siègent surtout à l'intérieur du nerf ; ils ont un aspect mou et doivent être respectés (fig. 15).

Les seconds forment induration à la surface du nerf. Il vaut mieux, selon P. Marie et Foix, les laisser en place. Le tissu de cicatrice qui remplacera leur excision étant aussi dur ou quelquefois plus difficile à traverser par les fibres nerveuses.

Induration simple du nerf, lésion qui correspond en clinique, dans l'immense majorité des cas, aux formes douloureuses, notamment celles du médian et du sciatique, à ce que M. et Mme Déjerine et J. Mouzon appellent dans leur terminologie les syndromes d'irritation.

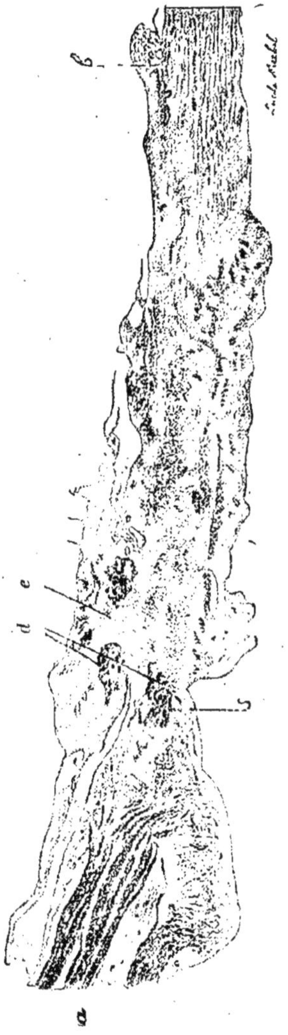

Le nerf présente une induration le plus souvent perceptible au palper seulement, d'autres fois aussi à la vue; le nerf est alors légèrement augmenté de volume, d'une coloration grisâtre ou au contraire congestionné et d'une consistance molle, lorsque la lésion est relativement récente.

MM. Pierre Marie et Charles Foix, dans leur étude sur les lésions anatomiques des nerfs, signalent l'existence d'altérations inflammatoires diverses : lésions de névrite interstitielle avec îlots inflammatoires, lésions de névrite parenchymateuse, altérations descendantes et rétrogrades des cylindraxes, des gaines myéliniques et des appareils de Schwann, grosses altérations vasculaires, avec endartérite très marquée des moyens et petits vaisseaux, etc.

Fig. 11. — Pseudo-continuité.

a, nerf sectionné de façon sensiblement complète formant un renflement à tendance névromateuse; *b*, bout inférieur ayant conservé partiellement une ordination normale; *c*, partie irrégulière formant pont; *d*, cellules géantes; *s*, point où le nerf a été sectionné (d'après Pierre Marie et Foix).

L'existence de ces lésions jette un jour particulièrement intéressant sur ce qui doit se passer au point de vue histologique dans les indurations simples des nerfs, avec symptômes douloureux, d'ordre causalgique, troubles trophiques divers, irritation des fibres motrices, etc.

A côté des lésions des nerfs proprement dits nous devons signaler l'existence des lésions des tissus qui environnent le nerf, lésions sur lesquelles ont insisté avec raison MM. Henri Claude, Vigouroux et R. Dumas.

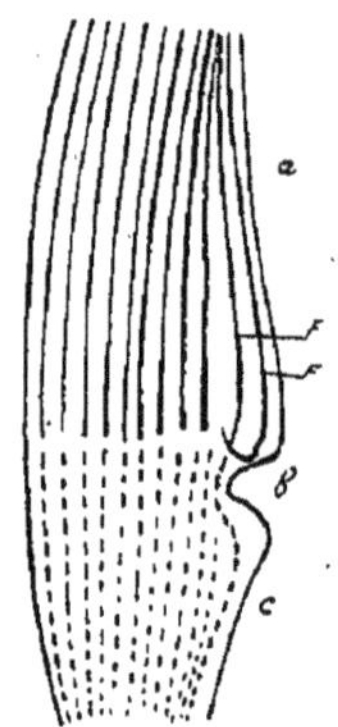

Fig. 12.

Pseudo-névrome latéralisé avec petite encoche latérale.

Le pseudo-névrome, plus saillant à droite, présente à ce niveau une petite encoche latérale. Des fibres qui venaient à la lèvre supérieure, les unes rebroussent chemin formant un petit névrome, d'autres s'incurvent, refoulées par le tissu scléreux et viennent rejoindre le bout inférieur (d'après Pierre Marie et Foix).

La réaction fibro-scléreuse est toujours très développée sur le trajet du projectile, elle augmente lorsque la plaie a longtemps suppuré, lorsque la lésion nerveuse est importante et elle atteint son maximum en cas de plaie vasculaire concomitante. Le tissu cicatriciel abondant et lardacé étouffe alors littéralement ce qui reste des cordons nerveux et du paquet vasculaire.

L'adhérence du nerf aux vaisseaux d'une part, aux muscles d'autre part, est très fréquente.

En dehors donc des nombreux obstacles, qui dans l'intérieur du nerf même s'opposent à sa restauration, il faudra faire une place, bien moins importante, il est vrai, mais réelle, aux obstacles venus des lésions des tissus environnants.

En ce qui concerne la vitesse de croissance des fibres nerveuses chez l'homme, M. Dustin fournit quelques renseignements intéressants.

Selon lui, dans la régénération du nerf, il semble exister deux phases difficiles exigeant un temps considérable : la traversée de la cicatrice et la restauration des appareils terminaux. Une phase de croissance rapide correspondrait à la traversée du bout phériphérique du nerf sectionné.

En se basant sur les indices fournis par le fourmillement provoqué par la pression du nerf décrit par Tinel, M. Dustin tire les conclusions suivantes : chez l'homme d'âge adulte la

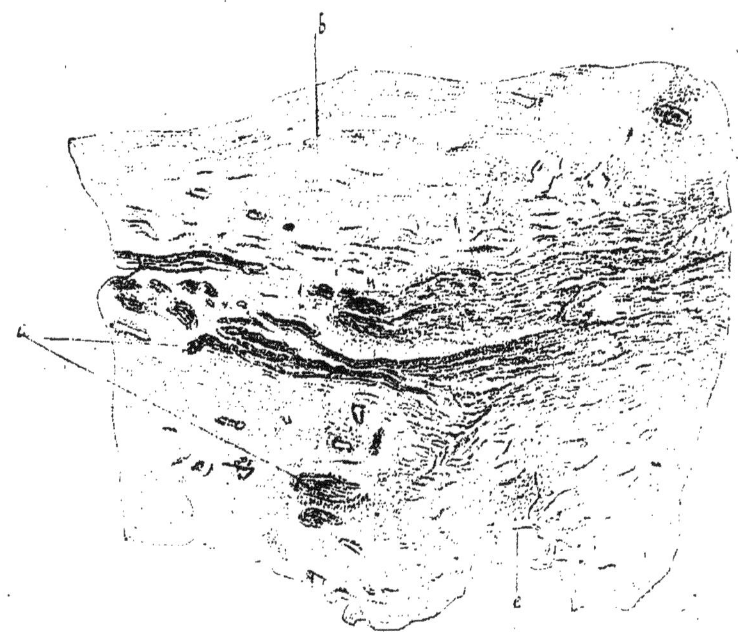

Fig. 13. — Pseudo-névrome latéralisé avec petite encoche latérale.

a, fascicule nerveux traversant la région lésée ; *b*, gangue scléreuse enveloppant et épaississant le nerf ; *c*, petite encoche ayant déterminé la latéralisation du pseudo-névrome (d'après Pierre Marie et Foix).

traversée de la cicatrice, après affrontement exact, prend entre 40 et 50 jours.

« L'ancienneté de la lésion primitive

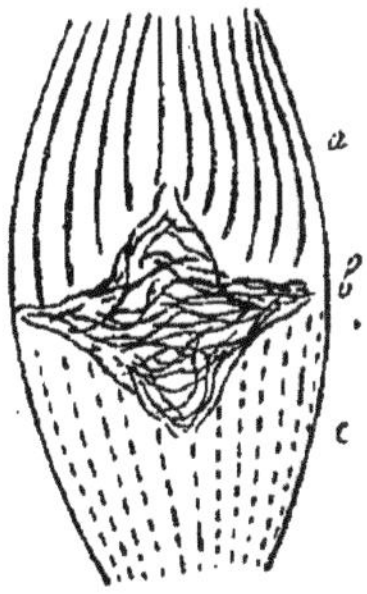

Fig. 14. — Petit névrome à centre fibreux.

a, fibres afférentes ; *b*, autres fibres ; *c*, fibres efférentes dégénérées. (d'après Pierre Marie et Foix).

ne retarde absolument pas le processus de croissance après avivement et suture. »

« L'écart des deux bouts du nerf rend nécessairement plus lente la traversée de la cicatrice. »

« Enfin en cas de suture immédiate, le temps nécessaire ne paraît pas considérablement diminué. »

Pour la traversée du bout périphérique, les chiffres de vitesse moyenne de croissance semblent être par jour de 4 à

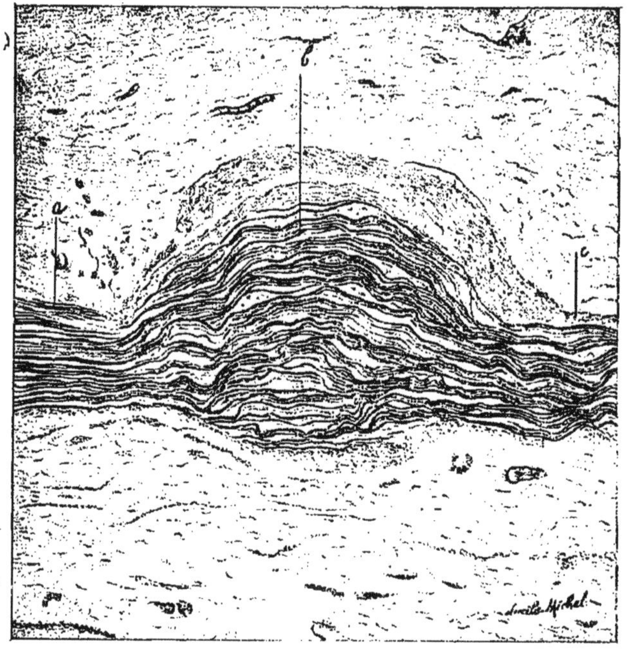

Fig. 15. — Petit névrome intra-nerveux microscopique (Chambre claire, obj. 4, oc. 1).

Les fibres myéliniques divergent et s'épanouissent en fuseau pour se rejoindre à la sortie du petit névrome. Certains névromes intranerveux plus volumineux répondent à la même structure : *a*, bout afférent; *b*, renflement névromateux ; *c*, bout efférent (d'après Pierre Marie et Foix).

5 millimètres pour le radial, de 2 à 4,5 millimètres pour le médian, de 1,5 à 2 millimètres pour le cubital.

Ces résultats approximatifs fournis par M. Dustin confirment une fois de plus notre théorie de l'individualité clinique des nerfs non seulement dans leurs manifestations pathologiques mais aussi au point de vue de la facilité et de la rapidité de leur régénération. Selon Tinel, le nerf pousserait à raison de 1 millimètre à 1^{mm},5 par jour et chez des jeunes sujets seulement, cette croissance atteindrait 2 millimètres à 3 millimètres. La marche de la régénération subirait d'ailleurs des périodes d'arrêt et d'accélération sous l'influence de causes encore indéterminées.

L'âge avancé, le mauvais état de santé de l'individu, l'existence de tares physiologiques telles que l'alcoolisme, la syphilis, enfin le fonctionnement défectueux des glandes à sécrétion interne et notamment de la thyroïde, influent en mauvaise part les progrès de la restauration nerveuse.

LOCALISATIONS INTRANERVEUSES

De l'étude anatomique des lésions traumatiques des nerfs périphériques, nous devons rapprocher les renseignements que la neuropathologie de guerre a pu fournir sur la disposition des fascicules nerveux à l'intérieur du tronc du nerf. Ces indications, d'ordre purement spéculatif, à première vue, démontrent cependant l'intérêt pratique qu'il y aurait à affronter exactement les deux extrémités d'un nerf sectionné, sous peine de voir les fibres motrices du bout central se perdre dans des gaines destinées à des fibres sensitives dans le bout périphérique du nerf, et réciproquement. Il apparaîtrait selon certains auteurs que les fibres sensitives faussement aiguillées vers les muscles, seraient incapables de régénérer les plaques motrices terminales, d'où échec total ou partiel du retour de la motilité dans le muscle correspondant.

La réalité de la systématisation des fibres nerveuses à l'intérieur du nerf a été définitivement démontrée grâce aux recherches entreprises par MM. Pierre Marie et Henry Meige en collaboration avec M. A. Gosset ([1]).

Pour arriver à cette démonstration, les auteurs ont eu recours à l'électrisation directe des troncs nerveux dans la plaie opératoire, au moyen d'un excitateur électrique parfaitement stérilisable imaginé par M. Henry Meige (fig. 16).

Les investigations ont porté sur des nerfs blessés et sur les nerfs sains avoisinants.

Le courant faradique fut seul employé ; son intensité variait dans chaque cas. Pour les nerfs sains, la bobine à gros fil

(1) Pierre Marie, Henry Meige et A. Gosset. Les localitions motrices dans les nerfs périphériques. *Académie de Médecine*, 28 déc. 1915.

complètement dégainée, parfois même tenue à distance de la bobine primaire, donnait un courant suffisant pour exciter les troncs nerveux.

Au contraire, lorsque le nerf était lésé il fallait bien souvent recourir au courant fourni par la bobine à fil fin plus ou moins engainée.

Ces recherches, faites par des opérateurs très expérimentés avec toutes les précautions d'asepsie requises et en évitant toute offense des troncs nerveux, ne comportent aucun inconvénient. Elles présentent certaines difficultés, du fait de la torsion sur leur axe longitudinal des nerfs et principalement des nerfs traumatisés où les repérages deviennent parfois impossibles. Il

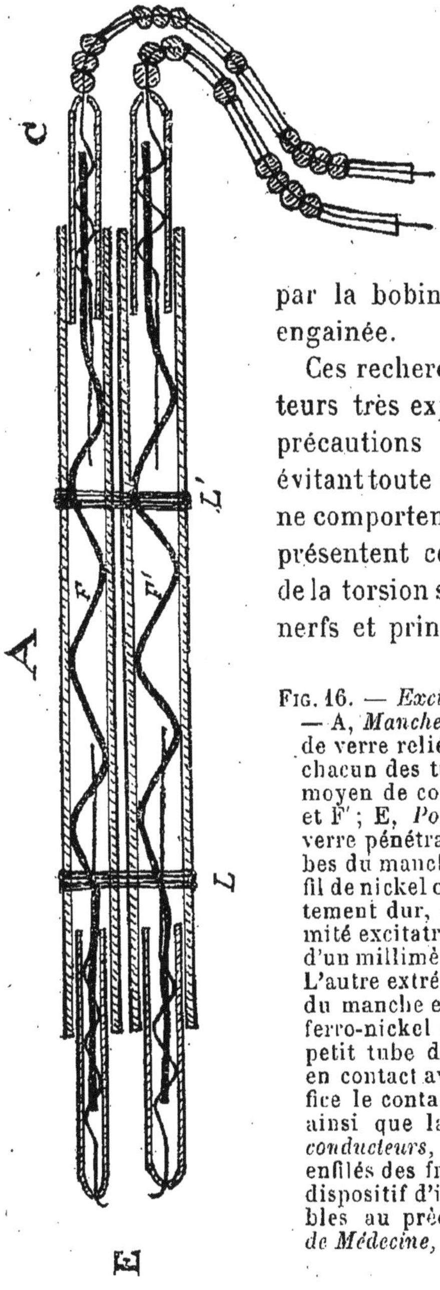

Fig. 16. — *Excitateur électrique de Henry Meige.* — A, *Manche isolant,* composé de deux tubes de verre reliés par deux ligatures LL'. Dans chacun des tubes passe à frottement dur, au moyen de coudures, un fil de ferro-nickel F et F'; E, *Pointes excitatrices :* deux tubes de verre pénétrant à frottement doux dans les tubes du manche isolant; dans chaque tube un fil de nickel ou de platine est introduit à frottement dur, au moyen de coudures. L'extrémité excitatrice, pointue ou mousse, déborde d'un millimètre le bout effilé du tube de verre. L'autre extrémité du fil s'engage dans le tube du manche et entre en contact avec le fil de ferro-nickel qui, lui-même, pénètre dans le petit tube de la pointe excitatrice et entre en contact avec le fil de nickel ; par cet artifice le contact se trouve doublement assuré ainsi que la rigidité de l'appareil ; C, *Fils conducteurs,* fils de cuivre sur lesquels sont enfilés des fragments de tubes de verre et un dispositif d'interpénétration des fils, semblables au précédent (In *Bulletin de l'Académie de Médecine,* 28 déc. 1915).

est indispensable, en outre de bien isoler le nerf que l'on explore afin d'éviter la diffusion du courant dans les nerfs ou les muscles voisins.

En rapprochant des résultats obtenus par MM. Pierre Marie et Henry Meige, les données de M. et Mme Déjerine (1) (vérification opératoire des constatations fournies par l'examen clinique) et les renseignements des investigations plus anciennes de Stoffel, on arrive à dégager quelques notions qui d'ores et déjà semblent acquises et dont les chirurgiens pourront tenir compte dans la mesure du possible, au moment des sutures nerveuses.

Dans le NERF RADIAL, deux faisceaux moteurs semblent définitivement établis au point de vue topographique :

Les fibres du long supinateur qui occupent le bord externe du nerf radial, au niveau du tiers moyen du bras.

Celles de l'extenseur commun des doigts qui occupent la région postéro-interne du nerf.

Pour ce qui est des *fibres sensitives,* elles occuperaient selon Stoffel la face antérieure du nerf, selon M. et Mme Déjerine et J. Mouzon la partie antérieure du bord externe du radial.

Dans le NERF MÉDIAN envisagé dans son trajet au bras :

Les fibres des muscles pronateurs occupent le bord externe du nerf.

Celles du fléchisseur commun superficiel des doigts, le bord interne du nerf.

Le faisceau sensitif serait logé, d'après Stoffel, à la face antérieure du nerf, il contiendrait aussi les fibres motrices destinées aux muscles thénariens. Ce troncule sensito-thénarien occuperait à lui seul les trois cinquièmes du nerf.

Le NERF CUBITAL est de tous les gros troncs mixtes des membres, celui pour lequel la localisation motrice est la plus discutée. Il résulte cependant de nos observations cliniques

(1) *Presse médicale,* no 13, 2 mars 1916.

que la localisation sur le bord interne du nerf, des *fibres des muscles interrosseux et des filets sensitifs,* signalée par M. et Mme Déjerine et J. Mouzon se rapproche de la réalité et que la localisation *sur le bord externe du nerf cubital des filets nerveux destinés au fléchisseur profond des deux derniers doigts,* trouvée par la méthode de MM. Pierre Marie, Henry Meige et Gosset est exacte et se trouve vérifiée par la clinique.

Pour Stoffel le gros faisceau sensitif du nerf cubital occuperait plutôt la face antérieure et le bord externe du nerf.

Dans LE NERF SCIATIQUE POPLITÉ EXTERNE une seule localisation motrice semble constante, celle des *fibres du jambier antérieur sur le côté antéro-interne du nerf.*

Le tronc commun du nerf saphène péronier et la branche cutanée péronière, se placerait à la région postérieure et interne du nerf.

Enfin dans LE NERF SCIATIQUE POPLITÉ INTERNE, *les fibres du triceps sural occupent,* tant au creux poplité qu'à la cuisse, *la face postérieure du tronc nerveux*; *les fibres du fléchisseur commun des orteils. son bord interne.*

La plus grande partie des fibres sensitives occuperaient selon M. et Mme Déjerine la partie tout à fait interne du nerf.

M. Dustin (1) de son côté, a étudié la fasciculation des nerfs en se servant de deux méthodes : la pratique des coupes en série et le procédé de macération et de dissociation. Il arrive à des conclusions différentes de celles des précédents auteurs.

Selon M. Dustin deux coupes transversales, même pratiquées à quelques millimètres de distance l'une de l'autre, ne révèlent jamais la même disposition fasciculaire.

Il n'y a donc pas de fascicules individualisés, de composition constante, parcourant le nerf dans toute sa longueur,

(1) A. P. DUSTIN. La fasciculation des nerfs. Son importance dans le diagnostic, le pronostic et le traitement des lésions nerveuses. Ambulance de l'Océan. Tome II, fasc. I, juillet 1918.

car les fascicules d'un même nerf se divisent puis s'anastomosent entre eux continuellement de façon à former un vaste plexus à mailles allongées.

D'autre part M. Dustin a remarqué « que les fascicules nerveux ont tendance à se fusionner aux endroits où le nerf n'émet aucun rameau collatéral, à se multiplier et à se séparer au contraire, au voisinage des branches collatérales ou terminales. »

« ...La disposition des gaines lamelleuses varie avec la région du nerf que l'on considère. »

Les nerfs sont donc, selon les individus et la région où on les considère tantôt peu fasciculés, tantôt au contraire richement fasciculés.

Se basant sur ces données, l'auteur tire certaines conclusions pratiques en ce qui concerne les lésions totales ou partielles des nerfs.

« Le pronostic d'une lésion transversale totale d'un nerf est d'autant meilleur que le traumatisme a porté sur un nerf peu fasciculé ou pour un même nerf, au niveau d'une zone nodale. »

« Le pronostic d'une lésion transversale totale est d'autant meilleur que le traumatisme a porté plus loin des points d'émission des rameaux collatéraux ou terminaux. »

« Une lésion partielle est d'autant plus grave qu'elle porte sur une zone nodale ou en général sur un nerf ou partie de nerf pauvre en fascicules et inversement, d'autant plus bénigne, qu'elle atteint une région riche en fascicules et plus particulièrement les points d'émission des rameaux moteurs ou sensitifs. »

M. Dustin est d'avis aussi qu'il n'est pas nécessaire, lorsqu'on veut pratiquer une greffe nerveuse, de choisir comme greffon un nerf homologue, la fasciculation des nerfs variant d'un individu à l'autre. Il est cependant indiqué « de choisir comme greffons des portions de nerf peu fasciculées, prélevées de préférence au niveau des zones nodales, loin des points d'émission des branches collatérales ou terminales. De cette façon il y aura un minimum de tissu conjonctif interposé entre les fibres nerveuses du bout central et les gaines névrogliques du greffon.

Il convient de faire remarquer que la méthode employée par MM. Pierre Marie, Henry Meige et A. Gosset a mis en évidence l'existence dans tel ou tel côté d'un nerf de fibres se rendant à tel muscle ou groupe musculaire déterminé, abstraction faite de la richesse des divers côtés du nerf en gaines lamelleuses ou en anastomoses plexiformes.

SIGNES CLINIQUES DE LA RESTAURATION DES LÉSIONS DES NERFS

Nous passerons en revue les différentes étapes de la restauration de la sensibilité, de la contractilité électrique et de la motilité ; nous résumerons ensuite dans un chapitre d'ensemble, l'ordre d'apparition chronologique de tous ces symptômes.

RESTAURATION DE LA SENSIBILITÉ

Le neurologiste anglais Henry Head a fait en 1903 une expérience du plus haut intérêt : s'étant fait sectionner et suturer aussitôt le nerf radial (branche antérieure et rameau cutané externe, au niveau du coude) il étudia, en collaboration avec W. H. Rivers, la nature et la durée des altérations de la sensibilité ainsi que toutes les étapes de la restauration sensitive (1).

Nos observations, qui ont porté sur un grand nombre de blessés, nous ont montré que dans la très grande majorité des cas, les étapes de la restauration des troubles sensitifs sont conformes aux données de Henry Head.

Nous résumerons donc les constatations de ce neurologiste, en signalant par endroits les différences que nous avons rencontrées et en indiquant les caractères particuliers aux troubles sensitifs des nerfs autres que le radial.

Dès les premiers jours après l'opération, Head remarqua les

(1) W. H. Rivers and H. Head, A human experiment in nerve division. *Brain*, part III, 1908.

faits suivants, que nous avons pu vérifier dans quelques cas de lésions récentes du nerf radial.

1° *La sensibilité profonde* dans le territoire du radial à la main et à l'avant-bras *était parfaitement conservée.* Toute pression modérée à ce niveau était bien sentie et bien localisée. Les mouvements passifs des muscles étaient bien appréciés, ainsi que les mouvements des articulations ; la sensibilité vibratoire était intacte.

2° *La sensibilité superficielle était,* par contre, *très altérée.*

α) L'attouchement avec un flocon d'ouate, la déformation de la peau produite en tirant les poils, ou la pression même très forte de la peau entre deux doigts, ne produisaient aucune sensation dans l'aire correspondant au territoire sensitif physiologique du radial,

β) Dans l'intérieur de l'aire insensible à l'attouchement superficiel, il existait une autre zone absolument insensible à la *piqûre* douloureuse. Dans la bordure séparant les deux zones, la piqûre était normalement douloureuse.

γ) L'insensibilité au *chaud* et au *froid* était complète même pour des températures supérieures à 50° et pour des réfrigérations par le chlorure d'éthyle.

Les troubles thermiques occupaient une zone qui excédait en général l'aire analgésique, mais *sans dépasser la zone d'insensibilité au toucher très superficiel.*

δ) Quoique la sensibilité profonde fût conservée, la *discrimination tactile* (cercles de Weber), était très altérée ; il fallait écarter les deux pointes du compas de plus de 8 centimètres pour déterminer une sensation de double attouchement.

De même, *l'appréciation du volume des objets,* de leur forme, ou de leur dimension, était nulle.

Quelle fut l'évolution de cette lésion et quelles furent les étapes de la restauration sensitive ?

Cinquante jours environ après la suture, l'analgésie commençait à diminuer en étendue ; de plus, le froid était perçu en certains endroits de la zone insensible au flocon d'ouate.

Quatre mois après, la sensibilité à la piqûre et au froid s'était encore améliorée, alors que la chaleur n'était toujours pas sentie, sauf pour des températures élevées (50°) qui déterminaient des sensations de brûlures.

Six mois après seulement, parut un retour, incomplet d'ailleurs, de la sensibilité au toucher superficiel, dû à une restauration progressive de la sensibilité des poils ; en même temps, les températures de 45° environ étaient perçues.

Avec le retour graduel de la sensibilité à la douleur, au froid et au chaud, on put noter une *tendance de la sensation à diffuser largement, à irradier au loin et à être localisée à distance du point excité.*

Ces caractères étaient surtout nets pour la piqûre douloureuse et pour la chaleur. Lorsqu'on piquait la peau dans un endroit primitivement anesthésique, la sensation était perçue avec un certain retard par rapport au côté sain, en même temps, la piqûre était plus douloureuse. Cette douleur sourde, mal définie, très pénible, se percevait sur une large étendue, et elle se développait lentement, durait longtemps, ne ressemblait pas à une piqûre ; de plus, elle irradiait. Souvent sa localisation était peu nette et le sujet la situait à une distance parfois considérable du point véritablement sollicité.

A ce moment de la restauration, la sensibilité est donc fruste, incomplète. Head la désigne sous le nom de *sensibilité protopathique.*

Huit mois environ après la suture, le frôlement léger avec un flocon de coton réveillait une sensation de chatouillement diffus, mal localisé, persistant, et souvent irradiant.

Ce retour partiel de la sensibilité tactile superficielle était dû aux poils dont le rôle sensitif réapparut 3 mois environ après l'opération. Si on rasait ces poils, le toucher superficiel était à nouveau aboli.

Dans la même aire, le courant électrique interrompu ne réveillait aucune sensation.

La sensibilité au froid se restaura plus tôt. Head attribue ce fait à l'existence d'un plus grand nombre de « *points de froid* », c'est-à-dire d'endroits de la peau répondant spécialement aux excitants frigorifiques. Les « *points de chaleur* » doivent, selon Head, être bien moins nombreux et plus espacés.

C'est seulement vers le 407ᵉ jour (14 mois après la section suivie de suture) que l'on observa un retour de la sensibilité pour les températures moyennes, de 37° par exemple, s'accompagnant d'une vraie sensation de chaleur bien localisée.

A partir de ce moment et pendant plusieurs mois, s'affirma une restauration graduelle de la sensibilité tactile superficielle (même après avoir rasé la région) et de la sensibilité aux températures moyennes.

En même temps disparaissait cette tendance qu'avaient les sensations tactiles, douloureuses ou thermiques à diffuser au loin, à irradier, à persister et à revêtir un caractère désagréable.

Ce n'est que très tard, 2 ans et demi à 3 ans après, que la peau commence à répondre correctement, même après le passage du rasoir, aux excitations tactiles toutes superficielles, que les deux pointes du compas de Weber sont bien perçues, que la dimension et la forme des objets peuvent être appréciées, ainsi que les températures entre 26° et 37°.

Ces éléments secondaires de la restauration sensitive constituent pour Head la *sensibilité épicritique* qui vient compléter la sensibilité protopathique.

Tels sont les principaux points que le neurologiste anglais sut mettre en évidence, dans son propre cas où le nerf avait été sectionné et suturé aussitôt aseptiquement.

Au cours de la restauration sensitive des lésions des nerfs par plaies de guerre, le signe de restauration qui nous semble le plus précoce est *la douleur au pincement de la peau dans le territoire sensitif du nerf lésé.*

Ce signe a été signalé et décrit par M. André-Thomas (1)

(1) André-Thomas, La sensibilité douloureuse de la peau à la piqûre et au pincement dans la période de restauration des nerfs sectionnés après suture ou greffe. *Soc. de Neur.* 3 février 1916. *Revue Neurologique,* février 1916, p. 311.

et par M. Belenki (1); ce dernier auteur en fait un signe important permettant de reconnaître que le nerf lésé est demeuré en connexion avec les centres sensitifs.

Pour que ce signe ait de la valeur il faut qu'il apparaisse dans une zone cutanée précédemment anesthésique.

D'ailleurs même dans ce cas il n'indique pas de façon certaine le retour de la sensibilité et le début d'une régénération nerveuse régulière ; nous l'avons plus d'une fois rencontré chez des blessés non opérés ayant une lésion grave d'un nerf ou quelques mois après une suture nerveuse sans que cependant dans l'un et l'autre cas la régénération se soit produite par la suite.

M. A.-Thomas a fait remarquer à ce propos que l'intensité de la douleur au pincement de la peau dans le territoire anesthésique du nerf est en rapport inverse de la sensibilité de la peau au tact. Dès lors il lui semble probable que cette sensibilité « protopathique » emprunte parfois les fibres sympathiques périvasculaires.

Ce signe précède de longtemps l'apparition des zones paresthésiques à la piqûre.

La douleur à la pression du tronc nerveux au-dessous de la lésion et le « *fourmillement de restauration* » sont également postérieurs à ce symptôme.

Cette douleur diffuse, désagréable et persistante que détermine le pincement des téguments, semble se localiser par îlots comme le feront plus tard les zones de paresthésie à la piqûre et à la chaleur (A.-Thomas).

Il nous a semblé que ces zones occupaient surtout le tiers moyen de la face postérieure de l'avant-bras en cas de lésion du radial, le tiers inférieur de la face externe de la jambe en cas de lésion du grand sciatique et principalement du sciatique poplité externe.

Au cours des lésions du cubital, elles siègent de préférence sur le côté interne de l'hypothénar.

(1) Belenki, Les symptômes sensitifs dans les sections anatomiques et physiologiques des nerfs périphériques. *Presse Médicale*, 17 février 1916.

Ces zones ne tardent pas à s'étendre et à s'unir bientôt aux zones voisines, pour envahir enfin la totalité du territoire sensitif du nerf.

Ces mêmes régions sont à cette époque insensibles à la piqûre et aux températures élevées (45°).

Ce signe nous a paru précéder celui du *fourmillement* signalé par Létievent et récemment étudié et mis au point par M. Tinel [1].

Le fourmillement, comparé par les malades a une sensation de courant électrique ou d'élancements plus ou moins désagréables, se voit chez un grand nombre de blessés, au cours de la restauration, après lésion grave ou section du nerf suivie de suture. Il apparaît quelques jours après les sutures nerveuses, lorsque la section du nerf ne datait pas depuis longtemps.

Les blessés signalent d'eux-mêmes qu'un léger tapotement exercé avec un doigt sur la cicatrice opératoire, principalement au niveau du siège probable de la lésion du nerf, détermine comme un frémissement électrique parcourant tout le membre, mais irradiant de préférence dans une partie ou la totalité du territoire sensitif du nerf.

Pour apprécier la valeur de ce signe, il convient de bien se rendre compte par des examens répétés et rapprochés du conditionnement de ce fourmillement, ainsi que l'ont bien indiqué M. Tinel d'une part, M. André-Thomas de l'autre.

Nous venons de voir que l'apparition du fourmillement était très précoce après la suture nerveuse. Cependant, tant que ce fourmillement n'est produit que par la pression ou la percussion du nerf au niveau de la cicatrice, il n'indique pas que les cylindraxes du bout central ont atteint le bout périphérique ; il indique plutôt qu'un certain nombre de fibres nerveuses, sinon leur totalité, ont rencontré un obstacle, qu'elles se sont pelotonnées à l'intérieur d'un névrome plus ou moins volumineux, que l'on peut maintes fois sentir par la palpation. Quelques-unes d'entre elles sont venues s'égarer dans les

(1) TINEL, Le signe du « fourmillement » dans les lésions des nerfs. *Press Médicale,* 7 octobre 1915.

tissus voisins; une irritation de la cicatrice cutanée (piqûre, effleurement par un pinceau) est sentie non seulement au lieu de l'excitation même, mais aussi à la périphérie du membre, dans le territoire d'épanouissement des filets sensitifs du nerf (topoparesthésies cicatricielles) (1).

Si des examens répétés et successifs font constater toujours l'existence de ce névrome, de cette tuméfaction du nerf, douloureuse à la palpation et dont la pression s'accompagne d'irradiations plus ou moins désagréables sous forme de fourmillement, de courant électrique, jusqu'à la périphérie du nerf, on ne doit pas interpréter ce signe comme un début de restauration, il faut plutôt penser à un obstacle s'opposant à la régénération d'une partie ou de la totalité des fibres sensitives du nerf.

Si au contraire, *la palpation, la pression du nerf au-dessous de la blessure, donnent lieu au fourmillement, si cette pression est en outre douloureuse*, il y a lieu de croire à la neurotisation du bout inférieur. Quant à la pathogénie du fourmillement, M. Tinel l'attribue à la progression des cylindraxes régénérés dans le bout périphérique du nerf.

Pendant que le fourmillement descend ainsi le long du nerf, apparaît *la douleur à la palpation du tronc nerveux*, douleur d'autant plus forte que l'on se rapproche du siège de la lésion.

Pendant ce temps la douleur au pincement des téguments se précise, ses irradiations vers l'extrémité du membre augmentent.

Peu de temps après l'apparition de ces signes, les blessés signalent le développement d'une *douleur de plus en plus nette*, principalement pendant les séances de massage, *au niveau des muscles dont les filets se détachent le plus haut sur le nerf lésé*. Telle est la douleur du long supinateur au voisinage de son insertion supérieure, du triceps sural tout près du creux poplité.

Cette douleur parfois très vive, jusqu'à rappeler la douleur

(1) André Thomas, *Société de Neurologie*, 6 avril 1916. *Revue Neurologique.*

musculaire que l'on constate dans les formes douloureuses des nerfs, a une pathogénie complexe. Elle peut être due aux fibres sensitives qui se sont égarées dans les masses musculaires comme par une erreur d'aiguillage (A.-Thomas), à l'irritation du tronc nerveux lui-même et de ses filets sensitifs, irritation qui se développe très souvent pendant le travail de restauration.

Paul Descomps, J. Euzière et Pierre Merle (5) ont rapporté trois cas de suture du nerf radial où la restauration motrice a été précédée de quelques heures d'un syndrome douloureux que les blessés qualifiaient de « déchirement ». Il s'agissait de douleurs très intenses qui siégeaient dans le voisinage de la cicatrice. Nous eûmes l'occasion d'observer ces épisodes douloureux au cours des blessures totales du nerf sciatique mais les blessés les comparaient à des crampes et les localisaient plutôt dans les muscles.

Les signes que nous venons de décrire constituent **les premières manifestations de la restauration sensitive.**

Ils précèdent, on peut dire toujours, *le retour de la contractilité électrique, du tonus musculaire et de la motilité volontaire.*

A partir de ce moment la restauration sensitive s'effectue selon les étapes indiquées par H. Head.

C'est tout d'abord la *sensibilité à la piqûre* qui reparaît dans la zone immédiatement en bordure des territoires primitivement insensibles à tout excitant. Cette sensibilité est défectueuse au début, protopathique, pour employer la terminologie de Head ; la piqûre est sentie avec du retard, sur une large étendue, interprétée comme souffrance vague, diffuse, persistante, s'irradiant à distance, presque toujours dans les mêmes directions chez un même sujet. Ainsi, chez un de nos blessés du grand sciatique, la piqûre à 10 centimètres au-dessus de la pointe de la malléole externe irradiait

(1) Paul Descomps, J. Euzière et Pierre Merle. Le « déchirement » épisode douloureux aigu, signe prémonitoire révélateur de la restauration motrice dans trois cas de suture du nerf radial. *Société de Neurologie* séance du 6 décembre 1917. *Revue Neurologique,* oct., nov., déc. 1917, p. 314.

au talon et à la plante du pied, après plusieurs secondes de retard; une piqûre au niveau de la malléole externe même, irradiait dans le bord externe et sur la face dorsale du pied.

Ces faits sont expliqués d'une manière ingénieuse par M. Thomas comme des *erreurs d'aiguillage* des fibres sensitives.

En même temps que se développe et s'affirme ce retour de la sensibilité à la piqûre, la sensibilité thermique commence à reparaître. *La glace* et *l'eau très chaude* sont perçus après un grand retard, sur la bordure de la zone primitivement anesthésique. Mais ces sensations sont encore vagues, et souvent le blessé se trompe dans l'appréciation de la température.

Les températures moyennes (entre 15° et 37°) ne sont perçues que très tard et en tout dernier lieu, alors que tous les modes de la sensibilité sont récupérés.

Le *froid modéré* est senti plus précocement et il est plus justement interprété que le *tiède* qui, au moins dans des zones limitées, reste toujours en défaut, alors même que les restaurations motrice, sensitive et électrique sont complètement réalisées.

Parallèlement à l'apparition d'ilots paresthésiques à la piqûre et à la chaleur, on voit revenir la *sensibilité au toucher superficiel.* Cette sensibilité revient tardivement, mais une fois revenue, sa restauration s'effectue plus rapidement et plus complètement que celle de la piqûre, qui met longtemps pour récupérer sa véritable personnalité, sans plus s'accompagner de douleur diffuse et irradiante.

Head avait constaté que cette sensibilité tactile superficielle, revenue plusieurs mois après la suture, disparaissait de nouveau dès que l'on rasait les zones primitivement anesthésiques.

Mais il y a lieu de remarquer, que, même à l'état sain, en dehors de toute lésion nerveuse, la sensibilité tactile superficielle diminue de finesse dès qu'on rase les poils. Et à ce point de vue, M. Belenki distingue avec raison la sensibilité pileuse, de la sensibilité cutanée proprement dite, et insiste sur la nécessité de rechercher cette dernière avec un fragment de papier ou de coton roulé, la sensibilité tactile superficielle étant beaucoup moins exquise dans les parties naturellement glabres que dans les parties couvertes de poils.

La *sensibilité profonde* (pression profonde, sensibilité vibratoire, sens des attitudes), lorsqu'elle a été abolie, comme dans les lésions du cubital, du médian, du grand sciatique, reparaît plus tardivement. Mais elle est en général restaurée lorsque s'achève la restauration « épicritique » de la sensibilité superficielle, c'est-à-dire le *retour de la discrimination tactile* (pointes du compas de Weber), *la perception des températures moyennes*, l'*identification parfaite des objets* (sens stéréognostique).

Pendant la première période de la restauration de la sensibilité profonde, peut-être à cause de l'imperfection de la sensibilité superficielle [1], les blessés sentent leur membre ou leur segment de membre précédemment anesthésique comme s'il était entouré d'un étau. Tel est le cas des blessés du sciatique chez qui ces recherches sont intéressantes à faire.

Après ces considérations générales, voyons brièvement à propos de chacun des gros nerfs des membres, quelles sont les particularités des troubles sensitifs et de leur restauration.

Nerf radial. — A maintes reprises nous avons insisté sur la variabilité et le peu d'intensité des troubles de la sensibilité au cours des lésions du nerf radial.

Dans quelques cas de section totale du radial, de date récente, on a parfois l'occasion d'observer une zone d'anesthésie occupant une grande étendue du territoire sensitif physiologique du radial à la main, comme dans l'expérience de Head.

Dans d'autres cas de lésion grave ou de section anatomique, datant de plusieurs mois (dans beaucoup de nos observations la section du nerf remontait à un an), les troubles sensitifs sont bien moins marqués. En particulier, l'anesthésie au tou-

(1) Le retour de la sensibilité pileuse d'abord (traction des poils), la perception de l'attouchement superficiel ensuite, s'accompagnent dans les premiers temps, ainsi que l'a fait remarquer Head, des mêmes caractères de chatouillement imprécis, diffus, persistant et s'irradiant à distance.

Ce n'est qu'au moment de la restauration de la sensibilité épicritique que les sensations tactiles très superficielles et très légères sont correctement perçues.

cher superficiel n'occupe que de petits îlots situés à la face dorsale du pouce, sur les téguments des articulations métacarpo-phalangiennes des 2e et 3e doigts, sur un petit territoire du premier espace interosseux dorsal tout proche de la commissure du pouce et de l'index.

Dans tout le reste du territoire du radial, le toucher est normalement perçu (principalement dans les endroits pourvus de poils). Il en est de même de la piqûre un peu profonde. La piqûre plus superficielle est souvent interprétée comme attouchement, mais ordinairement bien localisée.

Le chaud et le froid sont par contre pendant très longtemps interprétés comme des sensations de tact. Le froid est en général mieux perçu que le chaud, quoique avec retard. Les températures élevées de 45° à 50° sont perçues avec un certain retard et comme une douleur cuisante.

La discrimination tactile (cercles de Weber) est fréquemment défectueuse, les pointes du compas doivent être écartées de 6 à 7 centimètres pour être perçues, et ordinairement c'est la pointe supérieure qui est seule localisée.

Que faut-il penser de ces cas où malgré une section anatomique complète les troubles sensitifs sont peu importants et semblent diminuer graduellement sans qu'il y ait par ailleurs des signes certains d'une restauration?

On admet généralement [1] que les suppléances nerveuses du fait des anastomoses, se réalisent dès les premiers jours qui suivent l'interruption physiologique, mais que par la suite les troubles dysesthésiques, en l'absence de toute restauration, de toute neurotisation du segment distal du nerf, sont invariables. C'est là un des signes du « syndrome d'interruption complète » décrit par M. et Mme Déjerine et J. Mouzon.

En réalité, il est probable que cette suppléance par les nerfs voisins peut s'établir pendant un temps assez long ou alors il faut admettre que dans la grande majorité des cas le territoire sensitif du radial à la main est excessivement restreint

(1) M. et Mme Dejerine et J. Mouzon, *Presse Médicale*, 10 mai 1915.

et que le musculo-cutané d'une part, le médian d'autre part le suppléent non seulement pour la sensibilité profonde, mais aussi pour la sensibilité superficielle.

Pour ce qui est du territoire sensitif du radial à l'avant-bras, les caractères des troubles qu'on peut y trouver sont encore plus fugaces et plus variables.

Les altérations les plus marquées portent sur la perception de la piqûre, du froid et notamment du chaud.

Au début de la restauration d'une lésion grave du radial, si l'on pince entre deux doigts les téguments dans le territoire sensitif du nerf à l'avant-bras, on détermine une douleur intense, diffuse, brûlante, qui n'existe pas du côté sain. Cette douleur est quelquefois d'autant plus exquise qu'on se rapproche de l'extrémité distale du membre.

Dans le territoire de la branche antérieure à la main, la douleur au pincement, quoique réelle lorsque la restauration est avancée, semble toujours moins marquée que celle due au pincement de la peau de l'avant-bras.

Le fourmillement doit être recherché par la palpation profonde du nerf dans la gouttière de torsion et surtout au col du radius.

En cas de passage de l'influx nerveux, la sensation de courant électrique irradie dans le premier espace interosseux dorsal et sur le dos du pouce.

Nerf médian. — Dans les plaies graves du médian, l'anesthésie occupe, ainsi que nous l'avons dit, les deux dernières phalanges de l'index et du médius ; cette anesthésie est complète pour tous les modes de la sensibilité superficielle et profonde, car le médian innerve et les plans superficiels et les plans profonds de ce territoire.

Pour la recherche de la sensibilité tactile superficielle il faudra avoir recours à des excitants un peu plus forts que le flocon d'ouate, car à l'état normal la peau de la paume de la main est insensible à l'excitation toute superficielle par le coton, comme elle perçoit moins bien que le dos de la main, par exemple, les excitations thermiques.

On fera donc bien de ne pas conclure à l'anesthésie tactile de la face palmaire du pouce et de l'éminence thénar, parce que ces régions sont insensibles à l'attouchement très léger par l'ouate.

La restauration sensitive au cours des lésions du médian précède en règle générale le retour de la motilité volontaire, mais elle reste longtemps défectueuse, au stade des paresthésies, à l'état tout à fait « protopathique ». Le rétablissement de la contractilité électrique et l'apparition des mouvements volontaires ont lieu avant que la discrimination tactile, le sens stéréognostique et la perception des températures moyennes soient suffisamment développés.

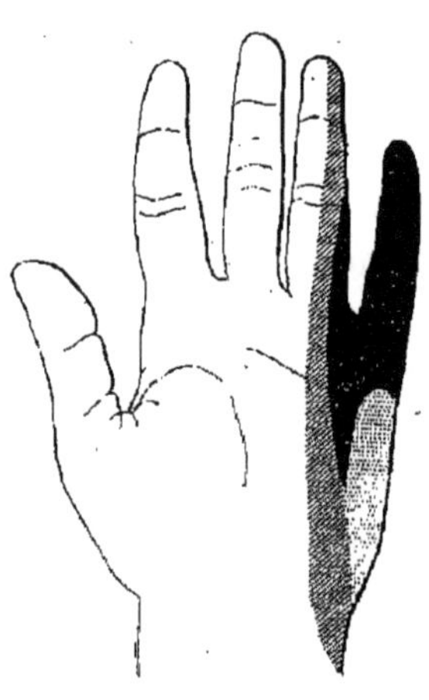

Fig. 16. — Troubles de la sensibilité au cours d'une blessure du nerf cubital en voie de restauration.

En noir : anesthésie.
En gris : hypoesthésie.
En pointillé : plaque de paresthésie (douleur diffuse et persistante au pincement de la peau et à la piqûre profonde).

Le nerf médian, plus que tout autre nerf du bras, donne lieu, à sa phase de restauration sensitive, à des douleurs spontanées ou provoquées par la pression du tronc nerveux au-dessous de la lésion (trajet du nerf à l'avant-bras, éminence thénar), phénomènes qui rappellent en partie, ce qui se passe au cours de certaines formes douloureuses des plaies de ce nerf.

La douleur au pincement de la peau est facile à dépister sur l'éminence thénar, la face palmaire du pouce et des phalanges basales de l'index et du médius.

Pour la recherche du fourmillement, on comprimera le nerf en aval de la lésion, dans la loge interne du bras, au milieu du pli du coude, sur une ligne médiane passant à la face antérieure de l'avant-bras. Les irradiations se font dans la paume de la main, l'extrémité de l'index et du médius.

Nerf cubital. — Le nerf cubital possède comme le médian un territoire dont la sensibilité lui appartient en entier et qui occupe le petit doigt et la partie tout interne de l'éminence hypothénar. L'anesthésie est complète à ce niveau en cas de lésion grave du nerf.

Lorsque le nerf se restaure, on constate : une douleur assez vive au pincement de la peau de l'éminence hypothénar avec irradiations vers le petit doigt et aussi vers l'avant-bras ; de la douleur et du fourmillement à la pression du nerf se répercutant jusqu'à l'extrémité de l'auriculaire, et de la douleur à la pression des muscles hypothénariens (fig. 16).

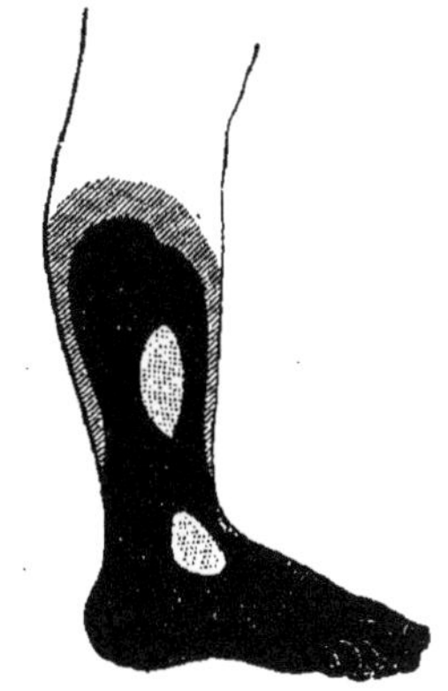

Fig. 17. — Distribution des troubles sensitifs dans un cas de lésion du grand sciatique en voie de régénération.
En noir : anesthésie à tous les modes.
En grisé : hypoesthésie.
En pointillé : plaques de paresthésies (la piqûre profonde et la chaleur à 45° éveillent une douleur diffuse et persistante, perçue plus nettement au dos et a la plante du pied qu'aux endroits sollicités).

Nerf grand sciatique. — A la phase de restauration sensitive, on constate au début, de la douleur au pincement de la peau, dans le territoire du nerf cutané péronier, branche du sciatique poplité externe. Les téguments de la face externe de la jambe, épaissis, sont très douloureux au pincement. Plus tard la piqûre un peu profonde et la chaleur éveille de la souffrance qui irradie dans certaines zones, variables selon les points irrités (fig. 17).

En même temps, le fourmillement par pression du tronc sciatique poplité externe au niveau du col du péroné et du nerf musculo-cutané s'accentue et les irradiations se font vers le dos du pied.

La courbature spontanée et la douleur à la pression des masses musculaires (jumeaux) devient un signe prédominant.

Au pied, l'apparition des zones de paresthésie est plus tardive, c'est le bord externe du pied (saphène externe) qui récupère le premier quelque sensibilité à la pression profonde.

La sensibilité profonde du pied comme sa sensibilité superficielle (plante et orteils) est très longue à revenir. Elle n'est encore qu'ébauchée, lorsqu'un très grand nombre de muscles ont récupéré leur motilité volontaire et leur contractilité électrique.

Nerf sciatique poplité externe. — En cas de lésion isolée du tronc sciatique poplité externe, les troubles sensitifs sont moins marqués; en particulier, la sensibilité profonde de la face dorsale du pied est peu touchée.

Sa restauration sensitive est plus rapide, elle s'effectue dans l'ordre exposé précédemment à propos du grand sciatique. Le nerf sciatique poplité externe garde à tous les points de vue une grande analogie avec le nerf radial, alors que le sciatique poplité interne se comporte comme le médian.

LES MODALITÉS DE LA RESTAURATION DE L'EXCITABILITÉ ÉLECTRIQUE AU COURS DES PLAIES DES NERFS

La réaction de dégénérescence est la règle dans les plaies des nerfs s'accompagnant de troubles moteurs de quelque importance. Il convient cependant de préciser les véritables caractères de la R. D. et sa signification au point de vue diagnostique et pronostique.

On a insisté, à juste titre, sur ce fait que le syndrome R. D., toujours en évolution, est transitoire, et qu'il faut savoir l'interpréter (1) en le rapprochant étroitement des autres symptômes cliniques, au cours d'examens répétés.

Les connaissances électrologiques antérieures à la guerre demeurent exactes dans leurs grandes lignes.

Nous résumerons brièvement d'une part les notions classiques concernant l'apparition, les caractères et l'évolution de la R. D., d'autre part les quelques faits particuliers qui nous ont frappés au cours des très nombreux examens électriques que nous avons eu l'occasion de pratiquer.

Nos moyens d'exploration furent des plus simples. Nous avons employé les appareils électriques élémentaires que tout clinicien peut se procurer et ce sont les mêmes appareils qni nous ont servi pour tous les examens pratiqués.

L'exploration faradique a été faite au moyen d'une bobine d'induction à deux piles sèches (modèle Gaiffe). Nous avons presque toujours appliqué la méthode bipolaire de Duchenne (de Boulogne), rarement la méthode unipolaire. Les électrodes consistaient soit en deux boules olivaires, soit en deux

(1) A. Zimmern. *Éléments d'électrothérapie clinique*. Masson, 1906.

tampons ronds, en bouton, du modèle que tout le monde connaît. Nous avons utilisé le courant fourni par la bobine à fil fin, la plus grande intensité étant obtenue par l'engainement complet des deux bobines.

Pour l'examen galvanique, nous avons employé la boîte à 32 éléments avec électrode indifférente appliquée entre les deux épaules ou au niveau des lombes, selon le membre à examiner, et électrode active représentée par un tampon de 2 cm. 1/2 de diamètre. Nous n'avons eu recours ni aux décharges de condensateurs, ni à d'autres procédés nécessitant un outillage perfectionné.

Les sujets que nous avons examinés portaient des blessures déjà anciennes, datant au moins de six semaines.

Caractères de la réaction de dégénérescence. — La réaction de dégénérescence, très fréquente dès que l'atteinte du nerf a déterminé une paralysie tant soit peu marquée, devient la règle dans les cas de paralysie totale.

Elle consiste tout d'abord en une *abolition de l'excitabilité faradique et galvanique du tronc du nerf.*

Les muscles paralysés sont inexcitables au courant faradique et *leur excitabilité au courant galvanique est diminuée*, avec des *modifications qualitatives* (lenteur de la secousse, inversion ou égalité de la formule polaire). La plus constante de ces modifications qualitatives est la *lenteur de la secousse*: elle est toujours assez prononcée pour être appréciée à l'œil nu. Moins fidèles sont les autres modifications : *inversion de la formule polaire* (augmentation de la secousse musculaire ou apparition plus rapide du seuil de la contraction à la fermeture de l'anode qu'a la fermeture de la cathode), *égalité polaire* (P.F.C. = N.F.C), qui sont cependant des caractéristiques importantes de la R. D.

Un élément indispensable à apprécier, et auquel nous accordons une importance capitale est la *réaction longitudinale*, sur laquelle a attiré l'attention M. Huet [1].

(1) E. Huet, Quelques considérations sur l'électrodiagnostic. *Bulletin de la Société d'Electrothérapie et de Radiologie*, avril 1912.

Elle s'obtient en faisant porter l'excitation sur la partie toute inférieure du muscle, sur son tendon, si bien que le courant passe dans le muscle suivant sa longueur. En cas de lésion nerveuse avec R. D., la réaction longitudinale qui est, selon les classiques, supérieure en intensité à celle obtenue par l'excitation aux points d'élection, s'accompagne également de lenteur de la secousse. Plus tard, cette hyperexcitabilité longitudinale n'est plus que relative ; il faut, pour la mettre en évidence, des courants assez forts.

La réaction longitudinale, au cours de la R. D., s'accompagne d'une contraction généralement plus forte à la cathode qu'à l'anode ; beaucoup plus rarement cette contraction prédomine à l'anode.

La réaction de dégénérescence ainsi décrite, d'après les données classiques, quelle est son évolution, ses conditions d'apparition, d'accroissement, de disparition ? A cet égard, les notions classiques, vérifiées par les spécialistes au cours des lésions par plaies de guerre sont les suivantes :

Apparition de la R. D. — La phase d'installation de la R. D. est caractérisée [1] :

1) *Par la diminution progressive de l'excitabilité faradique et galvanique du nerf ;*

2) *Par la diminution progressive de l'excitabilité faradique du muscle ;*

3) *Par une hyperexcitabilité galvanique des muscles.* La durée de ce phénomène, assez courte parfois, peut d'autres fois être de plusieurs mois ;

4) *Par la tendance au ralentissement de la réponse contractile du muscle.*

Les altérations de la contractilité électrique débutent environ 4 à 6 jours après le traumatisme, dès que la dégénérescence du bout inférieur commence à s'affirmer.

Cette phase préliminaire s'étend sur deux semaines environ.

(1) A. Zimmern, Quels enseignements nous fournit la réaction de dégénérescence dans les blessures des nerfs. *Presse Médicale*, 15 avril 1915.

Puis la R. D. entre dans sa *période d'état* dont nous avons décrit les caractères.

Après plusieurs semaines et parfois plusieurs mois, certains de ces caractères se transforment. L'hypoexcitabilité galvanique fait suite à l'hyperexcitabilité du début ; les autres éléments de la R. D. persistent : lenteur de la secousse, inversion polaire, vivacité de la réaction longitudinale par rapport à l'excitabilité aux points moteurs.

Cette étape peut durer des mois, voire même, au dire des auteurs, des années.

Évolution de la R. D. — Si la lésion nerveuse est irréparable (section définitive sans restauration), l'hypoexcitabilité des muscles va en s'accentuant, et aboutit, en cas d'atrophie et de dégénérescence totales des muscles, à l'inexcitabilité musculaire, tant aux poins d'élection qu'aux tendons, la réaction longitudinale disparaissant toutefois en dernier lieu.

Au contraire, lorsque la lésion se répare, l'excitabilité faradique et l'excitabilité galvanique des nerfs réapparaissent ; ensuite les muscles à leur tour deviennent de nouveau excitables. *Le retour de l'excitabilité faradique des muscles ne se produirait*, d'après l'opinion classique, *qu'un certain temps après le retour de l'excitabilité des nerfs.*

Les altérations qualitatives de l'excitabilité galvanique se modifient à leur tour en ce sens que la lenteur de la secousse diminue, la contraction des muscles devient de plus en plus vive, l'excitabilité aux points d'élection prédomine sur la réaction longitudinale. Seule l'inversion polaire persiste pendant un temps assez long, comme témoin d'une lésion antérieure.

Pendant cette évolution de la R. D. vers la réparation, la motilité volontaire, elle, est déjà bien revenue.

Ce retour de la motilité volontaire précède de quelque temps, d'après l'opinion classique (Duchenne de Boulogne), *le retour de l'excitabilité faradique des nerfs et des muscles.*

Enfin, lorsque les altérations qualitatives de la R. D. ont totalement disparu, il persiste encore de l'hypoexcitabilité faradique et surtout galvanique, plus accentuée en général au niveau des muscles qu'au niveau des troncs nerveux.

Telle est l'évolution de la *R. D. complète*, consécutive à une section où à une lésion grave du nerf avec interruption physiologique (1).

Lorsque la lésion est moins importante, la R. D. complète fait place à la *R. D. partielle* qui consiste en :

1) Diminution de l'excitabilité faradique et galvanique des nerfs.

2) *Diminution de l'excitabilité faradique des muscles.*

3) Altérations qualitatives de l'excitabilité galvanique (lenteur de la secousse, prédominance de la réaction longitudinale, inversion ou égalité de la formule polaire, ou persistance de la formule normale (NF > PF).

*
* *

Dans les lésions des nerfs par blessures de guerre graves, le nerf lésé et les muscles tributaires sont inexcitables au courant faradique. L'inexcitabilité galvanique du nerf est constante, avec hypoexcitabilité souvent considérable des muscles, lenteur de la secousse, inversion de la formule polaire sur certains muscles, au contraire égalité ou formule normale au niveau d'autres muscles. L'excitabilité longitudinale, dès les premiers temps de la blessure, prend le pas sur l'excitabilité aux points d'élection. Nous n'avons jamais constaté, chez des sujets blessés depuis six semaines au moins, de l'hyperexcitabilité galvanique des muscles, que ce soit dans les sections anatomiques totales, ou dans les interruptions physiologiques de longue durée.

Dans ces mêmes cas, nous avons toujours trouvé, dès le 3e mois de la blessure, de l'inexcitabilité faradique des muscles paralysés non seulement au courant tétanisant mais aussi aux chocs isolés d'induction.

(1) Les étapes de la restauration de la motricité et de la contractilité électrique selon l'opinion classique, ont été résumées sous forme de graphique par M. Chartier, *Presse Médicale*, 9 oct. 1916.

Assez fréquemment nous avons pu constater au niveau des muscles paralysés au lieu de la secousse lente, une *contraction galvano-tonique.*

MM. Zimmern et Pérol (1) distinguent à cette contraction deux modalités : « tantôt elle constitue toute la contraction : la contraction est d'emblée tonique. Tantôt elle succède à une secousse à départ lent : celle-ci n'arrive pas au relâchement complet, la contraction lente se poursuit par un plateau ; le muscle ne se relâche qu'à l'ouverture. Le plus souvent, elle est plus manifeste par *l'excitation positive,* qu'avec le pôle négatif. » Cette contraction galvanotonique ne survit pas au passage du courant.

Plus rarement nous avons pu constater des secousses d'ouverture.

Enfin, on a insisté sur la *réaction de conductibilité* c'est-à-dire sur la conservation de l'excitabilité des nerfs au-dessus de la lésion, alors que l'excitation électrique portée au-dessous de la lésion (qui n'est jamais une section anatomique ni une autre lésion grave) restait sans effet. C'est plutôt là un signe de régénération du nerf.

Ce sont ces signes du retour de la contractilité électrique que nous devons maintenant discuter. Nous avons mentionné plus haut quelles étaient les données classiques admises et notamment la loi de Duchenne (de Boulogne) qui dit « au cours de la restauration nerveuse, le retour de la motilité volontaire précède de plus ou moins le retour des réactions électriques ». Des exceptions à cette loi ont été signalées de part et d'autre au cours de cette guerre sans qu'elles puissent être interprétées de manière satisfaisante.

Nous avons eu l'occasion d'observer certains cas de lésions graves des nerfs opérées (sections totales suivies de suture, écrasement suivi de résection) ou non et où le retour de la contractilité faradique a précédé celui de la motilité volontaire (2).

(1) *Électrodiagnostic de guerre,* Collection Horizon. Masson, 1917.

(2) Pierre Marie et Mme Ath. Bénisty, Du retour de la contractilité faradique avant le rétablissement de la motilité volontaire dans les muscles para-

Le courant faradique employé était de forte intensité, tel qu'on l'obtient par l'engainement complet de la bobine à fil fin et sous forme d'ondes isolés.

Souvent le déplacement des électrodes au-dessous des points moteurs était nécessaire.

La contraction observée était faible, parfois toute locale; mais d'autres fois elle se transmettait jusqu'au tendon et l'on obtenait le mouvement correspondant. Cette recherche était surtout positive sur des muscles facilement accessibles, tels que le jambier antérieur, les péroniers, les jumeaux, l'extenseur commun et l'extenseur propre des orteils, les radiaux, le long supinateur, l'extenseur commun des doigts, les muscles thénariens, les interosseux, les hypothénariens.

L'évolution des réactions électriques est plus aisée à étudier au cours des paralysies radiales ou des lésions du grand nerf sciatique, les phénomènes de diffusion étant dans ces circonstances plus faciles à interpréter.

Dans la plupart de ces cas étudiés par nous, l'évolution fut favorable et aboutit à une régénération motrice et sensitive complète ou suffisante. Deux fois seulement la restauration subit un arrêt et échoua définitivement.

Ces exceptions à la loi de Duchenne furent rencontrées aussi par d'autres auteurs (Mouttier, Zimmern, etc.), mais interprétées dans un sens moins favorable.

M. Zimmern fait remarquer en outre que ces faits contradictoires signalés par nous peuvent s'expliquer en partie par une différence de technique, car nous avons fait usage d'un courant faradique fort (bobine à fil fin complètement engainée) et sous forme d'ondes isolées qui sont plus efficaces à l'état pathologique que le courant tétanisant.

Cette objection peut être vraisemblable. Mais alors il faut admettre qu'en réalité la contractilité faradique des muscles met fort longtemps à disparaître, même en cas de lésion

lysés, à la suite des lésions des nerfs périphériques. *Soc. de Neur. de Paris*, 15 avril 1915 et 6 mai 1915. *Revue Neurologique*, mai-juin 1915, p. 194 et juillet 1915, p. 557.

nerveuse traumatique très grave et qu'elle peut être masquée au cours d'examens multiples soit par une infiltration des muscles soit par un épaississement des plans superficiels (trouble trophique fréquent dans les plaies des nerfs) qui augmentent la résistance. Il nous est arrivé en effet, à plusieurs reprises, en examinant des lésions nerveuses en voie de restauration, de ne plus constater aucune ébauche de contractilité faradique dans des muscles qui réagissaient d'une manière appréciable deux ou trois jours auparavant et de la constater à nouveau ultérieurement. Parfois une simple interversion des pôles suffisait pour déterminer de nouveau la contraction.

Le plus surprenant était de voir cette disparition de l'excitabilité faradique coïncider plus d'une fois avec le retour de la motilité volontaire ; il se produisait alors une diffusion du courant dans les muscles sains voisins. Bien mieux, dans beaucoup de ces cas, non seulement l'excitabilité faradique avait disparu, mais aussi l'excitabilité galvanique. On n'obtenait plus ni la réaction longitudinale, ni la secousse lente qui avait existé pendant tout le temps de la paralysie ; une énorme diffusion se faisait dans les muscles sains, même avec un courant faible.

Quoi qu'il en soit de la véritable signification de ce retour prématuré de la contractilité faradique, nos observations eurent pour effet d'attirer l'attention sur les modalités que peut revêtir la restauration de la contractilité électrique, qui, on l'a reconnu, peut précéder souvent la régénération de la motricité, au lieu de toujours la suivre comme le proclamait la loi de Duchenne.

Les modifications de l'excitabilité galvanique des muscles, avant le retour de la motilité volontaire ont été étudiées par M. Bourguignon qui admet que ces modifications précèdent régulièrement la restauration motrice.

Telles sont: la diminution de l'excitabilité longitudinale avec réapparition de l'excitabilité galvanique des points moteurs ; la diminution de l'hypoexcitabilité avec galvanotonus, la disparition de l'inversion au seuil. Parfois la contraction est fortement galvanotonique mais le début de la contraction est brusque [1].

Enfin Zimmern et Pérol considèrent comme de bon augure le retour de l'excitabilité faradique (ondes isolées) ou galvanique sur le nerf, dans les cas où celle-ci n'aurait pas été déjà précédée d'un retour de la motilité volontaire.

Chiray, G. Bourguignon et Dagnan-Bouveret [2], étudiant les conditions de la restauration de la contractilité *galvanique*, attribuent le retour précoce des réactions normales dans certains cas de plaies des nerfs, à l'existence dans les muscles paralysés d'un certain nombre de fibres jeunes régénérées, en quantité insuffisante pour que leur contraction détermine un mouvement volontaire, mais qui à l'examen électrique peuvent répondre par une contraction vive, sans inversion.

Des explorations électriques renouvelées, en grand nombre, faites sur l'homme et des recherches physiologiques ultérieures pourront seules interpréter ces faits disparates qui constituent des exceptions à la loi classique de Duchenne (de Boulogne).

(1) G. Bourguignon in Dujarier, Bourguignon et Perpère. *Bullet. de la Société de Chirurgie de Paris*, 2 août 1916.
(2) *Paris Médical*, Septembre 1916.

RESTAURATION DE LA MOTILITE VOLONTAIRE

En étudiant les formes cliniques des lésions des nerfs, nous avons précisé à propos de chaque tronc nerveux des membres, la manière dont s'effectue la restauration motrice et indiqué dans quel ordre les muscles récupèrent successivement leurs fonctions. Nous n'y reviendrons pas (1).

Avant l'apparition de mouvements assez marqués pour aboutir à un déplacement du segment de membre sur lequel s'insère le tendon terminal d'un muscle, on peut *par la palpation* se rendre compte du gonflement de sa masse charnue sous l'influence des efforts volontaires du blessé.

En général, dans les lésions graves des nerfs, notamment dans les sections ou écrasements de date ancienne ayant entraîné une atrophie considérable des muscles, *un certain degré de tonicité des corps musculaires revient avant tout retour de la motilité volontaire.*

La chose est beaucoup moins nette au cours des lésions où l'atrophie n'a pas abouti à une émaciation importante des muscles, mais elle peut cependant être décelée.

L'apparition de ce tonus n'entraîne pas toujours une amélioration de l'attitude défectueuse du membre blessé. De nombreuses causes peuvent intervenir pour accentuer une attitude paralytique : ankyloses articulaires, laxités ligamenteuses, etc.

Même lorsque l'influx nerveux arrive dans un muscle, les mouvements de ce dernier restent, au début, maladroits et incertains ; ils ne s'effectuent pas toutes les fois que le malade

(1) Cf. Mme ATHANASSIO-BÉNISTY, *Formes cliniques des lésions des nerfs*, 2e édition. Collection Horizon. Masson, 1918.

essaie de « commander » son membre et ils ne s'étendent pas à tous les muscles en voie de restauration.

Par exemple lorsqu'un blessé du radial fait effort pour étendre le poignet, son long supinateur se contracte puissamment et souvent davantage que les muscles radiaux, extenseurs du poignet.

M. A. Thomas attribue ce fait à une « erreur d'aiguillage » des fibres motrices qui n'ont pas suivi une bonne direction et n'ont pas rencontré chaque fois les gaines auxquelles elles étaient destinées. Peut-être s'agit-il aussi d'une sorte d'incoordination due à la faiblesse musculaire, à l'oubli de la fonction et à cette tendance que nous avons de mettre en jeu pour l'exécution d'un acte nouveau un trop grand nombre de muscles.

Le mouvement une fois exécuté, s'épuise vite.

Le blessé n'acquiert la force, l'adresse et la finesse des mouvements isolés qu'après un temps d'apprentissage généralement fort long.

Nous rappellerons encore que pour apprécier la régénération de la motilité volontaire il est nécessaire d'avoir recours à des examens répétés et attentifs, propres à dépister le rôle des suppléances musculaires et l'illusion que donne souvent la contraction des muscles antagonistes.

Comme M. Claude (1) l'a fait remarquer à plusieurs reprises, les mouvements d'adduction du pouce dus au nerf cubital peuvent en imposer pour un mouvement d'opposition. L'adduction du pouce, lorsque le nerf cubital est paralysé peut être ébauchée, simulée par le muscle long extenseur du pouce.

La contraction énergique des muscles radiaux amenant l'hyperextension du poignet, détermine une sorte de « creusement » (Claude) de la main qui donne l'illusion d'un mouvement de flexion des doigts.

Dans les cas de lésion simultanée des nerfs médian et cubital, la flexion du poignet peut être obtenue par l'action combinée des muscles long abducteur et court extenseur du pouce

(1) H. Claude, *Revue Neurologique*, avril-mai 1916, p. 493.

Les anomalies d'innervation des muscles thénariens rendent assez difficile l'interprétation de leur restauration motrice. M. Froment [1] a indiqué quelques signes permettant d'apprécier l'action isolée de ces muscles.

Ainsi, pour juger du retour des fonctions motrices du muscle court fléchisseur du pouce, on pourra continuer à se servir du test classique de l'opposition à l'extrémité du petit doigt, ou bien demander au blessé de saisir un verre de petit calibre.

Duchenne (de Boulogne) recommande d'utiliser le test suivant pour apprécier l'état fonctionnel du court abducteur du pouce : opposition à l'extrémité de l'index, première phalange fléchie, dernières phalanges étendues (attitude de la main en « bec de canard »)

Dans l'acte de saisir un cylindre de gros calibre, bouteille ou verre large, on pourra encore mieux juger de l'état de ce muscle (Froment).

Au cours de la régénération du nerf, et pendant que s'installe la motilité volontaire, on peut voir survenir un autre phénomène sur lequel a insisté M. André-Thomas [2] : l'hypertonie musculaire, qui n'est pas rare dans les paralysies en voie d'amélioration et notamment dans certains cas de lésion du radial.

Coïncidant avec ce phénomène qui peut être localisé à quelques-uns des muscles frappés de paralysie, on peut observer l'existence de sensations cutanées dans le domaine du nerf radial, provoquées par la pression de certains muscles comme l'extenseur commun ou le long supinateur.

L'auteur explique ce fait par l'égarement des cylindraxes sensitifs destinés au territoire cutané, dans des gaines appartenant à des fibres musculaires.

La présence des cylindraxes sensitifs au contact des fibres musculaires donnerait lieu à ces sensations cutanées et peut-

(1) J. Froment, *Revue Neurologique*, avril-mai 1916, p. 508.
(2) A.-Thomas, Hypertonie musculaire dans la paralysie radiale en voie d'amélioration. Sensations cutanées dans le domaine du nerf radial, provoquées par la pression de muscles qui reçoivent leur innervation du même nerf. Égarement des cylindraxes régénérés, destinés à la peau dans les nerfs musculaires. *Société de Neurologie*, 29 juillet 1915. *Revue Neurologique*, août-septembre 1915.

être aussi à une irritation du muscle aboutissant à une contracture.

D'autres obstacles s'opposent selon M. André-Thomas [1] à une parfaite restauration motrice, dus ceux-là, à l'égarement des fibres motrices, qui peuvent : soit se rendre en partie seulement au muscle à qui elles sont destinées et en partie à un autre muscle, soit se rendre en totalité au muscle qui n'est pas le leur, soit se rendre dans plusieurs muscles.

Dès lors, on peut assister, pendant l'exécution des mouvements volontaires au commandement, à l'apparition de parakinésies, de synergies ou de sycinésies qui rendent les mouvements imprécis, maladroits ou sans force.

Il y a parakinésie, lorsqu'un muscle se contracte moins pendant l'exécution d'un mouvement qui lui appartient au premier chef, que dans un mouvement auquel il ne participe pas en temps normal. Ainsi, fort souvent on voit, dans les paralysies radiales en voie de régénération, le long supinateur se contracter bien plus énergiquement dans les tentatives d'extension du poignet que pendant la flexion de l'avant-bras sur le bras. Des fibres destinées aux muscles radiaux sont donc allées en partie innerver le long supinateur.

Ces erreurs d'aiguillage peuvent entraîner ainsi des synergies paradoxales cause de fatigue et d'affaiblissement. On peut se demander si ce n'est pas pour une raison d'égarement de fibres que certains muscles tout en exécutant bien les mouvements qui leur sont propres restent très faibles pendant l'exécution de certaines autres actions où ils interviennent comme des antagonistes puissants et aident ainsi à la force et à la précision des mouvements.

Tels sont les muscles radiaux qui restent encore pendant fort longtemps faibles au cours des mouvements de préhension des doigts où ils agissent comme antagonistes, alors qu'ils exécutent parfaitement et avec force le mouvement d'extension du poignet.

(1) André-Thomas, Des Erreurs d'aiguillage dans la restauration des fibre. motrices, parakinésies, syncinésies, synergies paradoxales. *Presse Médicale* 7 juillet 1917.

André-Thomas se demande, si ceci ne peut être considéré comme dû à ce que les muscles radiaux ne sont plus commandés par les neurones qui les commandent normalement, mais par des neurones qui commandent d'autres muscles. Dès lors pendant la flexion des doigts on n'observe plus l'extension du poignet habituelle, mais par un examen attentif on pourrait déceler la contraction d'autres muscles qui devraient rester inactifs normalement.

Cet auteur eut l'occasion d'observer un autre mode de perturbations dans les synergies, qu'il interprète comme conséquence d'un égarement des fibres motrices des radiaux au sein des extenseurs des doigts. Il s'agissait de blessés dont le nerf radial avait été sectionné et chez lesquels l'action des fléchisseurs des doigts était limitée par l'hypertonie ou la contraction des extenseurs.

Pour apprécier le degré de restauration de certains muscles, il ne faut donc pas se contenter d'un examen superficiel se limitant à l'essai de l'amplitude et de la force du mouvement exécuté par ces muscles.

On saisit également l'intérêt capital d'un examen approfondi de la restauration motrice, lorsqu'il s'agit d'une décision médico-militaire.

Ordre d'apparition des signes de restauration.

Nous venons d'étudier les symptômes de la régénération nerveuse par catégories : voyons maintenant l'ordre dans lequel ils apparaissent.

1° Les *indices de la restauration sensitive se montrent les premiers.*

Les plus précoces sont, par ordre d'apparition : *la douleur au pincement de la peau* dans le territoire sensitif du nerf, à condition qu'elle soit constatée dans un territoire antérieurement anesthésique, la *douleur à la pression du tronc nerveux* au-dessous de la lésion, le *fourmillement* que cette pression provoque le long du nerf en aval du siège probable de son altération, la *courbature douloureuse spontanée* et *provoquée* que le blessé éprouve au niveau de certaines masses musculaires. Ce signe est surtout net dans les plaies du sciatique.

Ces symptômes, avons-nous dit, sont précoces, ils peuvent se faire jour dans les lésions graves des nerfs qui se régénèrent spontanément, au bout de 3 à 6 mois, quelquefois plus tôt, d'autres fois plus tard.

Ils peuvent apparaître plus précocement encore à la suite de certaines sutures nerveuses.

Ils précèdent de longtemps les autres signes de restauration sensitive, et ceux des restaurations motrice et électrique. Parfois la régénération nerveuse semble s'arrêter à cette première phase. Nous avons vu des cas non opérés, d'autres plus nombreux, où le nerf a été opéré dans de bonnes conditions, suturé bout à bout ou au moyen d'une greffe nerveuse, d'autres enfin où il a été simplement libéré et ou, après 12 à 18 mois, la régénération nerveuse s'est arrêtée à ce stade de *restauration sensitive initiale.*

2° Les *signes musculaires* qu'il faudra minutieusement rechercher, et à intervalles rapprochés, apparaissent secondairement: l'*arrêt de l'atrophie,* qui n'aboutit pas à cette émaciation complète que seule réalise la section totale et définitive, a une grande importance.

Une *certaine consistance,* une certaine tonicité des muscles à la palpation et à plus forte raison, la réapparition de cette consistance après une phase d'atrophie progressive, est un signe de bon augure. Ce signe sera difficile à apprécier dans certains cas de blessures du sciatique avec infiltration des téguments.

Le changement de l'attitude du membre est un signe moins fidèle. Le pied peut rester tout aussi ballant dans les plaies du grand sciatique, alors même que la restauration motrice s'ébauche dans quelques-uns des muscles et qu'un certain tonus peut être constaté par la palpation des masses charnues. Il en est de même de la chute de la main dans les blessures du radial. La laxité ligamenteuse, les lésions articulaires, et parfois les troubles vaso-moteurs, empêchent maintes fois d'apprécier le changement d'attitude du membre, qu'à priori l'augmentation du tonus musculaire, devrait toujours déterminer.

Cependant une amélioration de l'*attitude tombante des orteils* dans quelques lésions du sciatique, les modifications survenant au cours des *griffes cubitales* et coïncidant avec d'autres signes de restauration, sont d'un bon augure et méritent de retenir l'attention.

3° C'est au niveau de quelques-uns des muscles ayant conservé ou ayant récupéré une partie de leur tonicité, que l'on peut constater 4 à 6 mois après la blessure, quelquefois plus tardivement, une *ébauche de contractilité par le courant faradique.*

La secousse est minime, parfois toute locale, simplement perceptible à la palpation ou visible au jour frisant, d'autres fois assez nette pour déterminer un soulèvement indiscutable du tendon du muscle sollicité.

Ce que nous avons dit plus haut des modalités de la restauration électrique, nous dispensera d'y revenir.

Notons seulement que la persistance de cette excitabilité faradique, son augmentation progressive, son extension à d'autres muscles paralysés, sont d'un pronostic tout à fait favorable et permettent d'affirmer le retour prochain de la motilité volontaire, — le muscle ayant récupéré le premier sa contractilité faradique, sera habituellement le premier à reconquérir son fonctionnement moteur.

La restauration motrice est moins certaine dans les cas où l'excitabilité par le courant induit varie d'un jour à l'autre, et ne progresse pas d'une manière régulière.

4° Les *troubles de la sensibilité objective* rétrocèdent, franchissant graduellement les étapes que nous décrivîmes plus haut, *pendant que les signes sensitifs du début persistent* (fourmillement, douleurs à la pression du nerf et des téguments).

5° L'atrophie musculaire s'étant arrêtée, la fermeté du muscle augmente encore, pendant que s'installent enfin les *mouvements volontaires*.

D'abord, se manifestant par un simple soulèvement de la masse charnue, au cours de certains efforts des muscles antagonistes, la contraction musculaire ne tarde pas à s'affirmer et arrive à se transmettre au tendon. Incertain et sans force au début, le mouvement se perfectionne peu à peu.

SIGNES DES LESIONS GRAVES DES NERFS

La principale préoccupation du médecin en présence d'une blessure des nerfs est de chercher à en apprécier la gravité dès le début, afin de savoir quel traitement il doit instituer.

Si l'on pouvait avoir tout de suite la certitude qu'il y a section complète, on procéderait aussitôt à une suture du nerf, la précocité d'une telle opération étant la meilleure condition de son succès.

Mais cette certitude ne peut s'acquérir qu'après avoir observé le blessé pendant plusieurs mois et n'avoir constaté aucun signe de restauration.

Les neurologistes ont multiplié leurs efforts pour trouver des signes permettant un diagnostic moins tardif et autorisant dès le début des indications opératoires fermes.

Ces recherches, il faut bien le reconnaître, n'ont pas abouti à un résultat décisif. La conclusion du Pr Pitres (1) « on peut diagnostiquer l'interruption physiologique du nerf, on ne peut pas diagnostiquer sa section anatomique » garde encore actuellement toute sa valeur.

Le travail le plus important et le plus complet dans cet ordre d'idées a été celui de M. et Mme Déjerine et J. Mouzon.

Au cours d'une série d'articles, ces auteurs ont exposé les signes qui permettent, à leur avis, de diagnostiquer la lésion anatomique d'un nerf (2).

(1) A. Pitres, La valeur des signes cliniques permettant de reconnaître, dans les blessures des nerfs périphériques : A. La section complète du nerf ; B. La restauration fonctionnelle. *Société de Neurologie*, 6 avril 1916. *Revue neurologique*, avril-mai 1916.

(2) M. et Mme Déjerine et M. J. Mouzon, Les lésions des gros troncs nerveux des membres par projectiles de guerre. Les différents syndromes cliniques et les indications opératoires. *Presse médicale*, 10 mai, 8 juillet et 30 août 1915.

Ils ont distingué plusieurs ensembles symptomatiques qu'ils ont dénommés : *syndrome d'interruption, syndrome de compression, syndrome d'irritation, syndromes dissociés, syndrome de restauration.*

A. — **Le syndrome d'interruption** permettrait le diagnostic de l'*interruption histologique complète* du nerf, qui existe toutes les fois que « la lésion empêche aucun cylindraxe du segment susjacent de se continuer dans le segment sous-jacent, et cela *quel que soit l'aspect macroscopique des lésions* ». Ce degré de gravité de la lésion étant admis, il est évident qu'il y a lieu d'intervenir chirurgicalement. Même si au cours de l'intervention on se trouve en présence d'un nerf ne paraissant pas sectionné, mais offrant simplement un renflement, une « chéloïde nerveuse », M. Déjerine, Mme Déjerine et M. Mouzon conseillent de réséquer le nerf et de le suturer. Il leur suffit que, préalablement, au moyen de l'examen clinique, le syndrome d'interruption ait été constaté.

Voyons tout d'abord les symptômes qui constituent cet ensemble clinique. Nous ferons connaître ensuite les critiques qui en ont été faites.

1° — *Signes musculaires.* — Il en existe *trois fondamentaux* :

1° *la paralysie complète* de tous les muscles innervés par le nerf au-dessous de sa lésion ;

2° *l'absence complète de tonicité* se traduisant par la mollesse et la flaccidité des masses musculaires à la palpation et par l'attitude du membre au repos : main très tombante (radial), main de singe très accentuée (médian), griffe irréductible des interosseux (cubital), varus équin excessif (sciatique poplité externe), pied ballant (grand sciatique) ;

3° *l'absence de toute douleur à la pression des masses musculaires* innervées par le nerf lésé. Cette analgésie musculaire persisterait même après la régénération du nerf et la réapparition de la tonicité et de la motilité volontaire.

Les autres *symptômes musculaires,* d'importance *secondaire,* sont :

a) l'abolition des réflexes (tendineux, périostés et cutanés) correspondants ;

b) l'exagération de l'excitabilité mécanique du muscle ;

c) les amyotrophies ;

d) certaines déformations, comme la tumeur dorsale du carpe ou du tarse ;

e) la réaction de dégénérescence complète des muscles paralysés.

2° — *Signes sensitifs.* — Ils se caractérisent par :

a) *l'absence de toute zone d'hyperesthésie ou de paresthésie dans le territoire du nerf lésé* ;

b) *l'absence de douleur à la pression du tronc nerveux au-dessous de la lésion* ;

c) *la fixité des troubles de la sensibilité objective, ainsi que leur topographie* qui comprend tout le domaine cutané, osseux et articulaire, dépendant des fibres du nerf blessé, se détachant au-dessous de sa lésion.

B. — **Le syndrome d'irritation** comprend les formes douloureuses des plaies des nerfs sur lesquelles nous avons suffisamment insisté dans notre précédent travail (1).

C. — **Les syndromes dissociés** sont relatifs aux nombreuses lésions partielles des nerfs, donnant lieu à des paralysies incomplètes. Nous n'y reviendrons pas.

D. — **Le syndrome de compression** — correspondant à des lésions périnerveuses plutôt qu'intranerveuses — se caractérise par les mêmes phénomènes que ceux décrits pour le syndrome d'interruption, mais plus atténués. Ce qui le distingue de ce dernier, c'est, disent les auteurs, l'existence d'une sensibilité douloureuse à la pression des masses musculaires et des troncs nerveux, et l'importance moindre des troubles de la sensibilité objective qui consistent ordinairement en hypoesthésies.

(1) Mme Athanassio-Bénisty, *Formes cliniques des lésions des nerfs*, 2e édition. Collection Horizon. Masson, 1918.

E. — Enfin le **syndrome de restauration** du nerf, « qui peut faire suite à l'un quelconque des syndromes précédents » comprend :

1° des *symptômes sensitifs : douleurs spontanées* irradiant sur tout le trajet du nerf atteint ; *douleurs à la pression des troncs nerveux : rétrécissement des zones anesthésiques ; apparition de paresthésies* (sensibilité protopathique de Head) ;

2° des *symptômes musculaires*, postérieurs aux signes de restauration sensitive, se caractérisant principalement par le *retour du tonus musculaire* (modification graduelle des attitudes du membre).

Telle est, à grands traits, la théorie très intéressante et minutieusement construite de M. et Mme Déjerine et J. Mouzon.

Nous pensons qu'en réalité les formes cliniques si variées que le médecin est appelé à examiner ne rentrent pas facilement dans ces cadres.

De tous ces syndromes nous ne discuterons que celui d'*interruption complète*, à cause de son importance pratique considérable. Si l'on accordait à ce syndrome une valeur diagnostique absolue, chaque fois qu'on le rencontrerait, il faudrait intervenir, et même si l'intervention ne mettait pas en évidence une section anatomique, on devrait quand même conseiller une résection suivie de suture.

D'accord avec le Pr Pitres nous croyons que l'on ne peut pas faire le diagnostic ferme de l'interruption anatomique ou histologique du nerf, mais seulement le diagnostic de son *interruption physiologique*. « Car, si la perte de la conduction suit nécessairement la section transversale du nerf, elle peut tout aussi bien résulter de lésions qui ont atteint les fibres nerveuses sans couper le névrilème, par des contusions, des compressions, des constrictions et peut-être même par de simples commotions du cordon nerveux (1). »

Le côté pratique de la question a été bien mis en évidence

(1) Loco citato, p. 477.

par M. Henry Meige : « La distinction scientifique, dit-il, entre la section anatomique et la section ou interruption physiologique est parfaitement judicieuse ; mais je crains que dans la pratique, elle ne soit pas toujours interprétée très exactement. Ne confondra-t-on pas parfois involontairement le déficit de la fonction avec la mutilation de l'organe ? Et, pour tout dire, n'en arrivera-t-on pas à préconiser pour les nerfs physiologiquement interrompus les mêmes interventions que pour les nerfs anatomiquement sectionnés?... J'entrevois là un danger et je crois devoir le signaler.

« La circonspection est d'autant plus nécessaire que les signes sur lesquels on s'appuie pour diagnostiquer une section ou interruption physiologique, sont d'abord sujets à discussion ; — leur valeur sémiologique varie suivant les auteurs, — et surtout, ces signes sont fonction du temps : ils sont en effet susceptibles de se modifier et même de disparaître spontanément sans intervention.

« Dès lors on doit se demander si leur constatation a une valeur suffisante pour justifier la résection d'un tronc nerveux qui n'est pas complètement coupé (1). »

Les promoteurs du syndrome d'interruption font d'ailleurs observer que ce syndrome n'a de valeur que si tous les signes qui le constituent se trouvent réunis.

Chacun de ces signes envisagé isolément peut être discutable.

Ainsi, *la paralysie complète* de tous les muscles innervés par le nerf en aval de la blessure, est un signe indispensable pour affirmer une interruption totale du nerf. Personne, en effet, ne songerait à porter un tel diagnostic, si quelques-uns des muscles tributaires du nerf conservaient leur motilité. Il existe cependant des nerfs, — et ce sont les plus fréquemment lésés (radial, sciatique poplité externe), — qui, dans la grande majorité des cas, réagissent aux blessures par une paralysie massive et immédiate de tous les muscles, sans que pour cela leur lésion soit nécessairement très grave.

(1) Henry Meige, *Société de Neurologie de Paris*, 6 avril 1916. Cf. *Revue Neurologique*, avril-mai 1916, p. 499 et suivantes.

Pour ce qui est de l'*absence de tonicité des muscles*, il faut bien savoir que la flaccidité à la palpation des masses charnues est variable avec chaque sujet.

« La tonicité musculaire varie considérablement à l'état normal. Les individus peuvent être constitutionnellement hypertoniques ou hypotoniques... Certains possèdent des muscles courts, volumineux, de consistance ferme et qui ne se relâchent qu'incomplètement au repos. D'autres, au contraire, sont dotés de muscles longs, grêles, mous, capables d'un relâchement excessif. La même remarque est applicable aux tendons, aux ligaments et aux aponévroses...

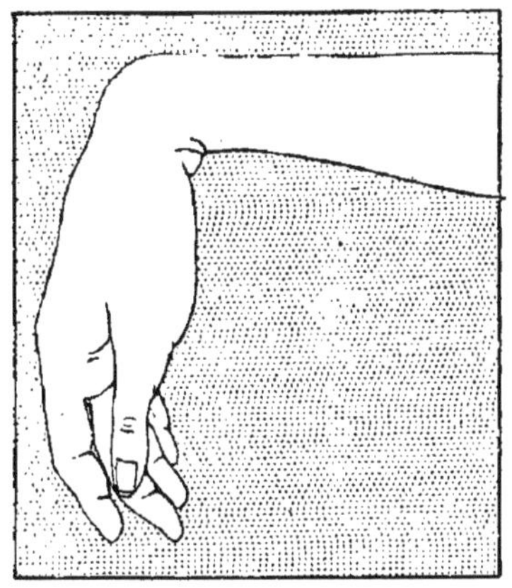

Fig. 18. — Paralysie radiale en voie de guérison. Grosse hypotonicité des muscles extenseurs du poignet malgré une bonne restauration motrice et électrique de ces muscles.

« Nous avons vu des muscles, dont l'hypotonie et la flaccidité étaient extrêmes, récupérer leur fonction contractile sans intervention. L'état de flaccidité des muscles peut d'ailleurs être masqué par des lésions (musculaires, tendineuses, aponévrotiques) concomitantes, ou encore par une infiltration œdémateuse qui n'est pas rare, surtout, aux membres inférieurs. Nous avons observé plusieurs cas où la flaccidité et l'atrophie musculaires n'apparurent qu'après la disparition d'un œdème de longue durée ; en même temps apparaissaient des signes évidents de restauration sensitive et électrique, puis motrice » (Henry Meige) (1).

L'*attitude du membre au repos* est d'une valeur diagnostique encore plus discutable. L'*hypotonie* peut être très marquée au cours des paralysies réflexes et des impotences fonc-

(1) Henry Meige, *L. c.*

tionnelles (Babinski). Elle est quelquefois très prononcée dans des lésions graves des nerfs, qui cependant se restaurent au bout de quelques mois. Bien des fois nous avons vu des paralysies radiales où la main était très tombante (fig. 18), des paralysies du sciatique poplité externe avec un varus équin excessif (par distension ligamenteuse), se restaurer au double point de vue moteur et électrique, sans que l'attitude de la main ou du pied ait changé d'une manière appréciable.

Ce que nous avons dit de la variabilité des *griffes cubitales* (1) nous permet d'affirmer que l'existence et la modalité d'une griffe dépend de trop de facteurs pour qu'on puisse y trouver un signe diagnostique précis.

Les anomalies d'innervation peuvent rendre illusoire l'interprétation de la « main de singe » au cours des lésions du médian.

L'*absence de toute douleur à la pression des masses musculaires* est un signe dont la valeur a été mise en doute par M. Henry Meige et par M. Pitres. C'est, en effet, un indice très variable. Souvent les muscles offrent à la palpation profonde la même indolence que ceux du côté sain. D'autres fois, comme nombre d'auteurs l'ont signalé, alors que la pression des masses musculaires était douloureuse, l'opération a montré un nerf complètement sectionné, les deux bouts écartés. Le fait est assez fréquent pour le nerf radial et pour le sciatique poplité externe. Dans beaucoup de cas, ces douleurs, parfois très vives, sont dues à des lésions concomitantes des os, des tendons, des aponévroses du voisinage ou encore à l'englobement de filets sensitifs appartenant à d'autres nerfs et innervant les téguments qui recouvrent les muscles paralysés.

Nous ne ferons pas ici la critique des signes moteurs et sensitifs que les auteurs eux-mêmes déclarent secondaires et dont nous discuterons la valeur plus loin.

Il faut donc, avant de pouvoir affirmer qu'une interruption physiologique est grave et qu'elle correspond à une interruption histologique, attendre plusieurs mois. Il faut, pendant ce

(1) Mme Ath.-Benisty, loco citato.

temps, faire des examens répétés et minutieux. Alors, s'il n'y a aucun indice de restauration, si les signes de lésion grave, constatés au début, ne se sont pas modifiés mais se sont plutôt agravés, alors seulement on pourra faire le diagnostic d'interruption histologique.

Quels sont donc ces signes de lésion grave qu'il faut noter dès le début pour en suivre l'évolution ?

Signes de lésion grave.

A notre avis, ces signes sont les suivants :

1° **Paralysie totale de tous les muscles en aval de la lésion.** Ce symptôme aura surtout de la valeur dans les blessures des nerfs médian et cubital, qui répondent si souvent aux traumatismes de guerre par des paralysies incomplètes, dissociées.

Il est moins valable comme nous l'avons vu dans les lésions des nerfs radial et sciatique poplité externe.

2° **La réaction de dégénérescence complète,** que l'on peut constater dès les premiers temps (6 ou 7 semaines après la blessure) et dont les altérations quantitatives et qualitatives iront *en s'accentuant au cours des examens ultérieurs.*

En cas de lésion grave, l'excitabilité faradique des muscles disparaît rapidement ; leur hypoexcitabilité galvanique s'accuse, la lenteur de la secousse augmente, s'accompagnant très souvent d'inversion polaire et d'un déplacement des points moteurs aboutissant à la prédominance de la réaction longitudinale qui, à mesure que le temps passe, prend le pas sur l'excitabilité aux points d'élection, jusqu'à persister seule après plusieurs mois. A un certain moment, comme nous l'avons dit, l'excitabilité électrique (au courant galvanique comme au courant faradique) disparaît totalement. Cette inexcitabilité absolue des muscles, atteinte au bout de peu de semaines, est un signe de haute gravité.

3° **L'atrophie rapide et considérable des muscles paralysés,** facilement appréciable à la face postérieure de l'avant-bras pour le *radial* (avec main très tombante); au niveau des muscles épitrochléens, contrastant avec la saillie du long supinateur, pour le *médian* ; dans toute la jambe pour le *sciatique total* (avec pied très ballant); au niveau de la loge antéro-externe de la jambe pour le *sciatique poplité externe* (avec varus équin prononcé).

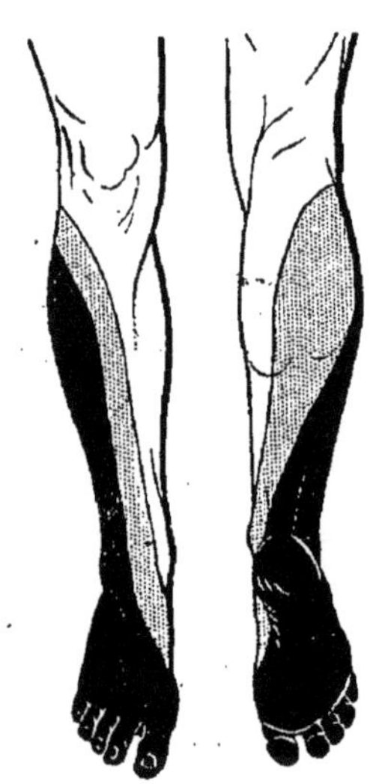

Fig. 19. — Distribution des troubles sensitifs en cas de lésion grave du nerf grand sciatique. — En noir : anesthésie complète à tous les modes. En gris : hypoesthésie.

L'atrophie des interosseux et de l'éminence hypothénar, en cas de paralysie du *cubital*, n'a pas la même importance, car elle se produit alors même que la lésion n'est pas très grave.

4° La **constatation** à côté des signes précédents, **de certains troubles thermiques et vasomoteurs** est d'un grand secours pour le diagnostic. Tels sont :

L'*abaissement notable de la température locale* (en l'absence de toute lésion vasculaire associée) des téguments qui recouvrent les masses musculaires atrophiées. Ce refroidissement est plus appréciable encore lorsque ces téguments sont innervés par le nerf lésé.

La simple palpation décèle ce signe :

En cas de paralysie radiale, à la face postérieure de l'avant-bras.

Pour le cubital, à l'éminence hypothénar et au petit doigt.

Pour le médian, au niveau de l'index.

Pour le sciatique poplité externe, à la face antéro-externe de la jambe.

Pour le nerf grand sciatique, sur l'ensemble du mollet. Dans ce dernier cas, si le *pied est chaud et sec* et légèrement succulent, on aura là un autre signe de gravité. Fréquemment l'on constate aussi une infiltration œdémateuse de la région malléolaire, voire même du mollet.

5° **L'absence de douleur à la pression du tronc du nerf en aval de la lésion** (¹). — Néanmoins, on peut rencontrer

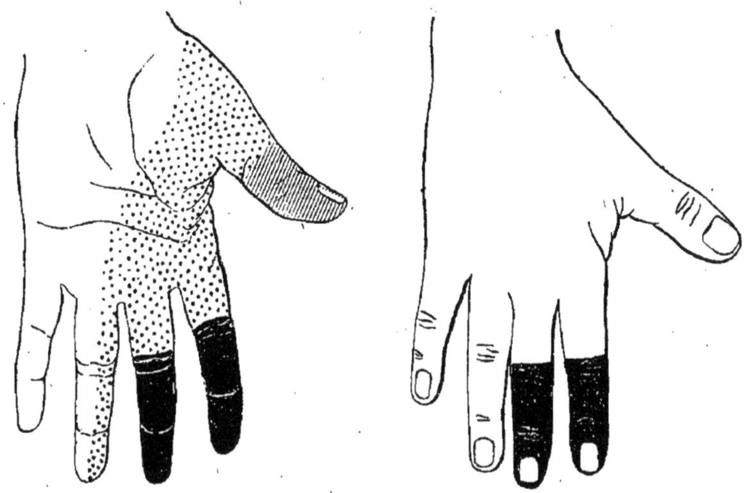

Fig. 20. — Paume de la main. Fig. 21. — Dos de la main.

Distribution des troubles sensitifs au cours des lésions graves du médian. — En noir : anesthésie complète à tous les modes. — En grisé : hypoesthésie à la piqûre, anesthésie au chaud et au froid. — En pointillé : hypoesthésie moins marquée.

au cours des sections complètes du radial et dans certaines lésions du grand sciatique, ou du sciatique poplité externe, l'existence d'une sensibilité douloureuse à la pression du tronc nerveux en aval de la blessure (²).

(1) Nous rappelons brièvement quels sont les points électifs pour la palpation de chaque nerf :

Radial. — Gouttière de torsion de l'humérus, col du radius, bord externe de l'avant-bras.

Médian. — Loge interne du bras, trajet du nerf à l'avant-bras (milieu de sa face antérieure), éminence thénar.

Cubital. — Gouttière épitrochléo-olécrânienne, trajet du nerf à l'avant-bras (bord interne).

Grand sciatique. — Trajet du nerf sciatique poplité interne (milieu du creux poplité), tibial postérieur (milieu du mollet) et sciatique poplité externe (col du péroné).

(2) M. Claude a observé de son côté, des cas de ce genre, notamment au cours d'une section totale du radial. *Revue Neurologique*, avril-mai 1916, p. 493.

6° **Les troubles importants de la sensibilité objective.** Dans les lésions du *grand sciatique*, ces troubles pour avoir de la valeur doivent occuper tout le pied, sauf son bord interne et la malléole interne. La perte de la sensibilité profonde à la pression et au pincement est totale ainsi que l'abolition de la sensibilité osseuse, vibratoire et la disparition complète du sens des attitudes pour les orteils,

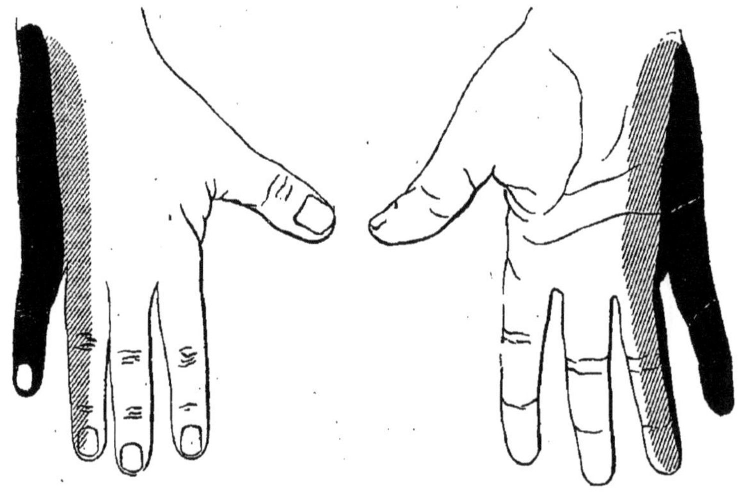

Fig. 22 et 23. — Territoire occupé par les *troubles sensitifs dans les lésions graves du nerf cubital.* — En noir : Anesthésie complète à tous les modes. En grisé : Hypoesthésie à la piqûre, anesthésie au chaud et froid.

voire même pour le cou-de-pied. A la jambe cette anesthésie s'étend sur la face antéro-externe de ce segment, s'approchant plus ou moins du genou (fig. 19).

Pour le médian, l'anesthésie est complète pour les deux dernières phalanges de l'index et du médius, avec perte totale de la sensibilité profonde et du sens des attitudes. Si l'anesthésie s'étend au pouce et à l'éminence thénar, le signe aura encore plus de valeur (fig. 20 et 21).

Pour le *cubital*, les troubles sensitifs sont très fréquents et très marqués. Les plus significatifs sont l'abolition complète de tous les modes de la sensibilité dans le petit doigt et à la partie interne de l'éminence hypothénar (fig. 22).

Dans les lésions du *sciatique poplité externe*, la zone d'anesthésie occupe la partie moyenne de la face dorsale du pied et une bande étroite remontant sur la face externe de la jambe jusqu'à l'union de son tiers moyen et de son tiers supérieur (fig. 23).

Cette distribution classique peut faire défaut et nous avons observé des cas de section anatomique totale du nerf sciatique poplité externe, au creux poplité, avec anesthésie occupant seulement le territoire du tibial antérieur. La suppléance était due probablement au saphène externe.

Nous avons vu combien les troubles sensitifs au cours des lésions du *radial* étaient peu marqués et variables. Cependant une plaque d'anesthésie située sur le premier espace interosseux dorsal a de la valeur.

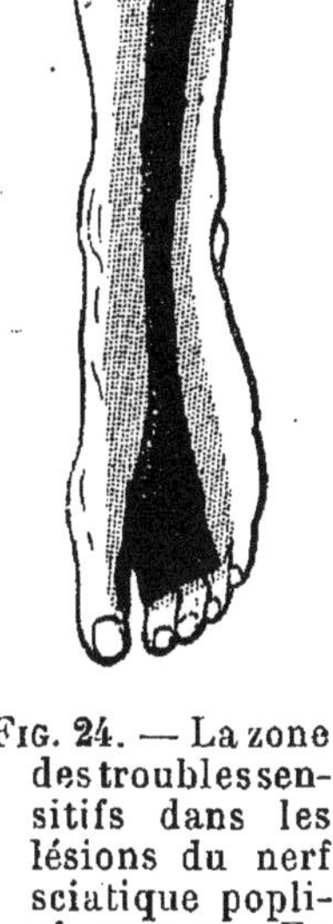

Fig. 24. — La zone des troubles sensitifs dans les lésions du nerf sciatique poplité externe. En noir : anesthésie ; en grisé : hypoesthésie.

Tels sont les principaux signes qui méritent de retenir l'attention du clinicien.

D'autres symptômes moins importants doivent être indiqués. Leur existence peut constituer un argument de plus en faveur d'une lésion grave ou d'une section complète du nerf. Leur absence au contraire a beaucoup moins de signification.

Tels sont :

L'*abolition des réflexes* ostéo-périostés, tendineux, cutanés. Nous avons dit leur variabilité.

L'*exagération de l'excitabilité mécanique* des muscles qui est loin de donner une indication suffisante sur la nature de la lésion. La *lenteur de la contraction idio-musculaire* est un signe de même nature que la lenteur de la secousse produite par le courant galvanique, sans avoir toutefois la même constance que cette dernière.

Pour ce qui est des *troubles vaso-moteurs et trophiques*,

ils existent toujours en cas de lésion grave du nerf, mais il faut tenir compte de la coexistence toujours possible d'une lésion vasculaire, et aussi du caractère des réactions propres à certains nerfs comme le médian, le grand sciatique.

L'*abolition des réactions sudorales* a de la valeur lorsqu'elle existe, et elle existe presque toujours dans les lésions graves du médian, du cubital et du grand sciatique.

Des recherches de MM. Claude et Chauvet (1), de René Porak (2) il résulte que la disparition de la sudation s'observe et se localise sur le territoire du nerf dont la lésion équivaut à une section anatomique complète.

Certains *troubles trophiques* méritent aussi d'être pris en considération, sans qu'on puisse cependant leur accorder une trop grande valeur. Tels sont :

L'existence d'*ulcérations* en dehors de toute participation d'une lésion vasculaire (Léri).

L'*hypotrichose,* ou la diminution du nombre et volume des poils, dans le territoire du nerf lésé, signe sur lequel a insisté particulièrement M. Maurice Villaret (3). L'hypertrichose, au contraire, indiquerait plutôt une irritation du nerf.

Il en est de même des modifications des *empreintes digitales,* tout récemment étudiées par MM. Cestan, Paul Descomps et Euzière (4). En cas de lésion importante du médian ou du cubital, on peut observer un morcellement des crêtes et un bouleversement des empreintes qui auraient la signification de véritables troubles trophiques.

M. André-Thomas a attiré, d'autre part, l'attention sur une série de signes tirés de l'étude de la *cicatrice cutanée* et de la région péricicatricielle.

Les excitations de cette zone à l'aide d'un pinceau ou d'une

(1) CLAUDE et CHAUVET, Sémiologie réelle des sections totales des nerfs mixtes périphériques. Paris, Maloine, éditeur, 1911.

(2) R. PORAK, *Société Médicale des Hôpitaux,* 30 juillet 1915.

(3) Maurice VILLARET, Contribution à l'étude des troubles du système pileux et de la sudation spontanée des membres au cours des lésions traumatiques de guerre des nerfs périphériques. *Société Médicale des Hôpitaux,* 17 décembre 1915 et *Revue Neurologique*, avril-mai 1916, p. 495.

(4) CESTAN, Paul DESCOMPS et J. EUZIÈRE, Les altérations des empreintes digitales dans les lésions des nerfs périphériques du membre supérieur. *Société Médicale des Hôpitaux* 5 mai 1916.

aiguille donnent naissance à des sensations qui sont en même temps localisées à l'endroit excité et aussi vers la périphérie du nerf (synesthésies).

« Ces *topo-paresthésies cicatricielles* démontrent qu'il y a une section au moins partielle du nerf et que cette section est définitive ; c'est le point capital qui doit être mis en relief en présence d'un syndrome de paralysie complète » (André Thomas).

A ce signe s'ajoute ordinairement la constatation par la palpation, d'un renflement sur le trajet du cordon nerveux blessé.

Parmi tous les signes précédemment décrits nous attachons surtout de l'importance à l'*atrophie rapide et progressive des muscles paralysés et aux progrès de leur dégénérescence électrique.*

Cette constatation faite 6-8 semaines après la blessure (date à laquelle arrivent généralement les blessés dans les Centres Neurologiques) permet de faire le diagnostic de paralysie totale et complète.

L'évolution ultérieure, suivie grâce à des examens minutieux et répétés, pourra, en montrant la fixité de ces signes et surtout leur aggravation, permettre le diagnostic d'une lésion grave.

La constatation de leur rétrocession écartera au contraire cette probabilité.

« D'une façon générale — on se basera moins sur la constatation d'un faisceau de signes cliniques que sur l'*évolution* de ces signes.

« C'est pourquoi, le diagnostic d'interruption physiologique complète d'un nerf n'est pas de ceux qui peuvent être faits à l'aide d'un seul examen, si consciencieux soit-il. Même si cet examen a permis de recueillir tous les signes primordiaux et secondaires qui permettent de constater une interruption actuellement complète, il doit être suivi de plusieurs autres, à échéances suffisamment éloignées pour qu'on puisse observer des modifications progressivement péjoratives ou une stagnation tenace qui pourront alors autoriser une intervention » (Henry Meige).

Lorsque les signes graves, tels que nous les avons définis, persistent et vont même en s'aggravant, vers le 7e ou 8e mois, on peut affirmer *une section totale avec ou sans pseudo-continuité* du nerf.

A plus forte raison ce diagnostic s'impose-t-il, lorsqu'on voit le blessé pour la première fois, 9, 10, 12 mois ou davantage après sa blessure.

TRAITEMENT CHIRURGICAL DES BLESSURES DES NERFS

Après quatre années de chirurgie des nerfs périphériques, certaines notions précises semblent se dégager de la critique impartiale des faits et de l'interprétation des résultats éloignés des différentes interventions.

Ainsi, tous les auteurs sont d'accord sur la nécessité d'aller inspecter les nerfs au cours de toute blessure des membres s'accompagnant de troubles paralytiques, faciles à dépister car ils sont toujours immédiats.

Cet examen des nerfs sera fait soit au cours des débridements ou autres interventions nécessités par les caractères de la plaie et la nature des organes atteints ou bien il prendra la forme d'une incision exploratrice pour blessure des nerfs. La section reconnue, il faudra après avivement simple réunir les deux bouts par une suture immédiate.

L'observation des faits a montré que les sutures faites dans ces conditions donnent les restaurations les plus rapides et les plus parfaites.

L'infection et la suppuration ultérieures de la plaie ne sont pas à craindre outre mesure.

Le nerf résiste bien à l'infection ; durant cette guerre nous n'avons pas eu à enregistrer de névrites ascendantes et d'ailleurs un tronc nerveux suturé ne risque pas davantage que les deux extrémités sectionnées plongeant dans l'exsudat infectieux de la blessure.

Le seul danger sérieux, du reste peu probable, serait la désunion de la suture primitive qui nécessiterait une seconde intervention.

Mais en revanche l'intervention immédiate assure un gain de temps de plusieurs mois, indispensable pour assurer une récupération fonctionnelle rapide.

La poussée de néoformation des fibres nerveuses du bout central est surtout vigoureuse et riche durant les premières semaines. A mesure que le temps s'écoule et que l'excitation due au traumatisme s'apaise le pouvoir de végétation du nerf s'affaiblit (Nageotte).

D'autre part, les appareils terminaux moteurs et sensitifs et les fibres musculaires elles-mêmes plus vite atteints par les fibres nerveuses régénérées n'auront pas subi un trop grand dommage comme cela est fatal lorsque la dégénérescence nerveuse remonte à plusieurs mois.

Lorsque, pour différentes raisons, l'intervention immédiate n'a pas eu lieu et que le blessé a pu gagner un centre neurologique de l'intérieur, il faudra envisager l'intervention aussitôt que le diagnostic de lésion grave aura été porté.

Pour ces interventions tardives, il est nécessaire d'attendre que la suppuration de la plaie soit complètement tarie. L'expérience a montré qu'une blessure nerveuse non opérée datant de 3 à 4 mois peut sans grand inconvénient attendre encore quelques semaines l'intervention opératoire.

Ce délai sera mis à profit, en soumettant le blessé à des examens complets répétés et rapprochés qui pourront confirmer le diagnostic de lésion grave du nerf et l'absence de tout symptôme de réparation spontanée.

M. Dustin est d'avis, que lorsque la suture n'a pas été immédiate, il est préférable d'attendre que « la croissance du neurone terminal se soit complètement arrêtée, que la cellule de la corne antérieure soit rentrée au repos et ait récupéré d'abondantes réserves chromatiniennes, avant d'infliger au neurone la fatigue d'une nouvelle régénération » [1].

Cette opinion pourrait expliquer les résultats très souvent excellents que donnent les sutures entreprises entre le 4e et le 6e mois après la blessure. Il ne faudra cependant pas laisser

(1) Loco citato.

passer le 6e mois sans intervenir, surtout lorsqu'il s'agit de nerfs difficilement réparables tels que le cubital, le grand sciatique et surtout le médian.

Enfin un dernier fait important qui ressort des diverses statistiques, concerne les blessures anciennes non opérées datant d'un an ou davantage. Devant des cas de cette nature, il ne faut jamais décréter qu'il est trop tard pour intervenir.

Il faut aller chercher le nerf et le suturer après large avivement des deux extrémités, car si au bout d'un tel laps de temps l'examen neurologique ne révèle aucun signe de restauration, l'interruption du nerf est indubitable.

Maintes fois la réparation fonctionnelle a suivi ces interventions tardives ; on doit ajouter cependant, que la plupart du temps il s'agissait du nerf radial, nerf dont chacun connaît la grande facilité de régénérescence.

Ces quelques généralités admises, voyons maintenant les principes qui devront guider l'opérateur dans les différents cas rencontrés.

Nous nous abstiendrons d'énumérer à ce propos, les nombreuses techniques proposées, quelques-unes logiques, d'autres plus fantaisistes, pour nous arrêter seulement à celles qui ont recruté le plus grand nombre de suffrages, ayant donné les meilleurs résultats.

Nous ne nous attarderons pas non plus à discuter les statistiques données par les chirurgiens et les neurologistes, les plus complètes se rapportant à des faits déjà trop anciens où la technique opératoire était encore hésitante et partant imparfaite.

Nous désirons surtout mettre sous les yeux du lecteur des faits acquis concernant les cas fréquents, couramment rencontrés ; les points restés encore obscurs et les hypothèses qu'ils ont soulevées ne seront que brièvement rappelés.

Indications opératoires ; techniques.

1° **Interventions immédiates.** — Le nerf mis à nu dans la

plaie opératoire, le chirurgien se trouvera dans la grande majorité des cas en présence d'un des trois aspects suivants : section complète avec les deux bouts séparés, écrasement étendu du nerf, lésion partielle incomplète.

La première éventualité commande la suture nevrilemmatique immédiate après avivement simple des extrémités.

Lorsqu'il s'agit d'un écrasement du nerf dont on ne peut apprécier momentanément toute la gravité, nous pensons que la résection de toute la partie endommagée suivie de suture constitue la conduite la plus logique.

Si le nerf n'est que partiellement atteint, sa continuité étant respectée, sans grands dégâts apparents, la règle sera de ne pas toucher au tronc nerveux lui-même mais d'essayer de le protéger, autant que faire se peut, contre la future sclérose cicatricielle en procédant comme il sera dit plus loin.

Cette troisième variété de lésions constitue la grande catégorie des blessures nerveuses destinées à guérir spontanément.

2° **Interventions précoces.** — Si la présence du neurologiste est très utile lors des interventions immédiates, elle devient absolument indispensable par la suite, aussi bien pour suivre l'évolution de la lésion nerveuse, que pour décider de la nécessité d'une intervention ultérieure.

Toute lésion post-traumatique d'un nerf ne doit être opérée qu'après des examens approfondis et répétés faits par le même neurologiste et en présence de ce même neurologiste. Lui seul, connaissant les signes cliniques de la plaie nerveuse, pourra interpréter son aspect anatomique et décider de la marche à suivre.

Le neurologiste, répétons-le, ne prendra la décision d'une opération chirurgicale que si à maintes reprises, au cours de plusieurs examens rapprochés, il a pu constater la présence des signes de lésion grave énumérés plus haut, leur aggravation progressive et l'absence totale de signes de régénérescence.

Le nerf mis à nu on se trouvera en présence de lésions

anatomiques empruntant dans l'immense majorité des cas une des trois formes suivantes.

*α) **Section complète discontinue avec écartement des deux bouts pourvus chacun d'un renflement.***

Dans ce cas il faut réséquer le neurone du bout central et le gliome du bout périphérique ; cette résection devra être suffisante et dépasser la zone de tissu induré.

L'avivement large a de plus le but de provoquer une nouvelle poussée cylindraxile.

« Lorsqu'un cylindraxe a esquissé un effort de régénérescence, effort qui s'est arrêté à la longue et devant un obstacle infranchissable, il ne suffit pas de lever l'obstacle, pour que la croissance reprenne ; le coup de fouet d'un nouvel avivement est indispensable pour tirer l'axone de sa torpeur » (Dustin).

Il faut faire la résection au moyen d'une lame tranchante et l'étendre du côté du névrome jusqu'au point où le nerf apparaît à la palpation avec sa souplesse et son élasticité normales et où sa surface de section présente à la vue l'aspect fasciculé bien connu. La résection suffisante du gliome inférieur est plus facile à réaliser.

Après cet avivement on procède à la suture par affrontement au moyen de fils très fins passés dans le nevrilemme.

Cette suture aura d'autant plus de chance de réussir qu'on pourra rapprocher les deux extrémités avivées sans tirailler les segments du nerf et sans être obligé d'imprimer au membre des positions défectueuses.

Il y aurait avantage selon M. Nageotte à ne pas trop serrer les deux tranches de section afin d'éviter l'éversement des fascicules ; il ne croit pas que la suture étanche soit nécessaire pour empêcher la fuite des jeunes fibres nerveuses hors du trajet utile.

Enfin, il semble désirable d'essayer une coaptation exacte du nerf sans torsion de l'un ou l'autre segment, afin de diminuer les risques d'égarement des fibres sensitives du bout central dans les gaines motrices de l'extrémité périphérique et réciproquement. L'imperfection de la régénérescence de certains nerfs paraît reconnaître pour cause ces sortes de déviation.

Il faudra rejeter comme illogique toute opération de dédoublement de l'un ou l'autre segment nerveux (fig. 25), *la suture en baïonnette et surtout la greffe du bout central sur un nerf sain voisin ainsi que celle du bout périphérique sur un nerf mixte voisin.*

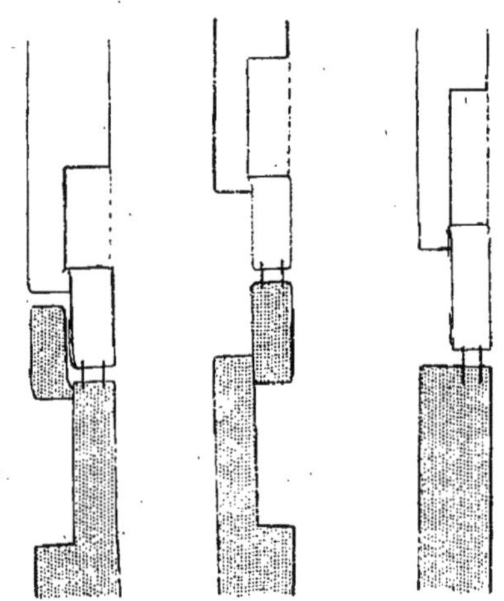

Fig. 25. — Quelques procédés illogiques et défectueux de suture nerveuse (d'après M. J. Sicard).

β) Section complète avec perte de substance plus ou moins étendue.

Dans cette catégorie rentrent : la section nerveuse avec pseudo-continuité, les deux extrémités renflées étant reliées au moyen d'un tractus cicatriciel fibreux ou fibro-musculaire ; l'écrasement grave étendu du nerf; enfin, les sections anciennes avec infiltration scléreuse étendue et où la suture nécessite de larges résections.

Pour le traitement de ces lésions on a tout d'abord proposé l'affrontement des deux extrémités obtenu au prix d'une immobilisation du membre en flexion forcée.

Cette technique n'est pas seulement pénible pour le blessé et dangereuse pour la circulation du membre lorsqu'on a recours, pour fixer cette position, à des appareils plâtrés, mais encore très préjudiciable pour le nerf qui subira forcément des tiraillements au retrait des moyens contenteurs.

La seule méthode logique semble être la *greffe*. Les chirurgiens ont employé jusqu'à présent surtout l'autogreffe nerveuse vivante, en prenant sur le patient lui-même un nerf purement sensitif tels que le brachial cutané interne, la portion sensitive du musculo-cutané à la jambe, etc.

Les résultats fonctionnels des greffes nerveuses constituent malheureusement un des points encore obscurs du traitement chirurgical des plaies des nerfs.

Nous ne savons pas si une telle technique tout à fait logique à priori, est bonne ou mauvaise en chirurgie humaine.

De-ci, de-là, quelques auteurs ont bien rapporté des cas d'auto-greffe nerveuse vivante, suivis au bout d'un long intervalle de temps, de récupération fonctionnelle en général incomplète; mais la lumière est loin d'être faite sur ce sujet.

Cette incertitude tient, croyons-nous, non seulement à la longue durée que demande la régénérescence nerveuse par ce procédé où les jeunes axones ont à traverser deux sutures avant de rencontrer les gaines du bout périphérique, mais aussi aux difficultés matérielles que nous éprouvons pour nous renseigner auprès des blessés.

La plupart sont perdus de vue, car on ne peut raisonnablement les obliger à passer 18 mois et davantage dans une formation sanitaire dans l'unique but des examens neurologiques. Une fois retournés dans leur foyer, bien peu pourront donner des renseignements précis, souvent par ignorance, plus souvent encore par méfiance, ne voulant pas que le médecin, qu'ils croient toujours en relation avec l'autorité militaire, interprète comme une amélioration de son infirmité, une restauration qu'ils estiment et souvent à juste titre, comme manifestement imparfaite.

Force nous est donc, dans ces circonstances, de nous tourner vers les études concernant les animaux et bien qu'on ne puisse pas toujours conclure de l'animal à l'homme nous jugeons utile de nous étendre plus longuement sur les résultats des expériences entreprises par M. Nageotte (1).

« L'avantage de l'expérimentation sur la clinique réside,

(1) Nous remercions vivement M. Nageotte de la bienveillance avec laquelle il nous a exposé les résultats de ses remarquables recherches.

en premier lieu dans la possibilité d'une simplification qui facilite l'analyse. Ainsi, par exemple, il arrive qu'une technique médiocre ou même mauvaise donne un résultat favorable chez un sujet exceptionnellement apte à la régénération nerveuse ; en pareil cas il est impossible au clinicien d'apprendre qu'une technique meilleure aurait donné chez le même sujet un résultat supérieur.

« L'expérimentateur, au contraire, qui dispose des 2 sciatiques d'un même chien, peut faire avec fruit des comparaisons simultanées, à l'abri des illusions dues aux variations du coefficient individuel de ses opérés.

« En second lieu l'expérimentation seule permet de suivre anatomiquement dans toutes ses phases le résultat d'une technique opératoire et de saisir la cause d'un échec aussi bien que d'un succès (1). »

Parmi les techniques ayant pour but la réparation des pertes de substance nerveuse il en existe une impropre, que M. Nageotte rejette complètement, c'est la suture tubulaire de Vanlair qui cherche à canaliser les fibres nerveuses dans la direction voulue.

L'engainement des sutures par affrontement, comme des sutures à distance, a été maintes fois pratiqué durant cette guerre, tant pour faciliter la cicatrisation nerveuse que pour empêcher l'adhérence du nerf aux plans voisins sclérosés.

Cet engainement a été fait soit au moyen de membranes vivantes, empruntées au patient lui-même (muscle, aponévrose, graisse, etc.) soit au moyen de membranes organiques mortes (veines, artères, trachées d'animaux) voire même de substances inorganiques (caoutchouc, paraffine, vaseline, fil de catgut enroulé autour du nerf, etc.).

Les tubes imperméables apauvrissent la cicatrisation, les tubes vivants se rétrécissent, sont envahis par du tissu fibreux et ne tardent pas à contracter des adhérences avec les tissus voisins et avec le nerf qu'ils contiennent. « Tout engaine-

(1) J. NAGEOTTE. Etude expérimentale de la cicatrisation des nerfs. *Lyon Chirurgical*, mars-avril 1918.

ment est nuisible, d'autant plus qu'il est pratiqué avec une substance plus imperméable et j'ajouterai d'autant plus qu'il est plus étendu » (Nageotte).

Les procédés qui ont donné les meilleurs résultats pour la réparation des pertes de substance nerveuse chez les animaux sont ceux qui emploient des conducteurs perméables. M. Nageotte a utilisé parallèlement les greffes nerveuses vivantes et les greffes nerveuses mortes. *Il estime que la greffe nerveuse morte est un meilleur procédé de cicatrisation des nerfs que la greffe nerveuse vivante, voire même que la suture par affrontement.*

Voici ses arguments tirés de l'observation des faits. Après résection d'un fragment nerveux, il a greffé sur place le fragment réséqué lui-même, ce qui constitue une autogreffe nerveuse vivante idéale. Les résultats anatomiques et fonctionnels ont été bons, mais les inconvénients du procédé demeurent sérieux.

C'est tout d'abord la réduction considérable du volume des fascicules nerveux, due à la formation constante d'une sclérose très importante du tissu conjonctif périfasciculaire sur toute la hauteur du greffon, et cela, en l'absence de toute complication inflammatoire (fig. 26).

C'est l'existence de cette sclérose qui occasionnerait peut-être, selon M. Nageotte, ces sensations anormales qui déterminent les chiens à mordre leurs orteils et à dévorer leurs pieds.

Dans ces conditions il y a donc intérêt à utiliser un greffon plus large que le nerf à réparer et formé d'un nombre de fascicules nerveux aussi réduit que possible.

L'emploi des greffes nerveuses mortes découle d'une conception nouvelle de M. Nageotte, concernant le tissu conjonctif et ses propriétés.

« Loin d'être résorbée, une greffe de tissu conjonctif fixé par l'alcool reprend ; elle est envahie par de nouvelles cellules conjonctives qui remplacent les anciennes et le tissu revit en gardant son ancienne structure et son ancien stroma...

« Ainsi dans un nerf de lapin ou de veau qui a passé plusieurs jours ou plusieurs semaines dans l'alcool à 90° et qui est ensuite greffé sur un chien, les gaines lamelleuses et le tissu périfasciculaire revivent. »

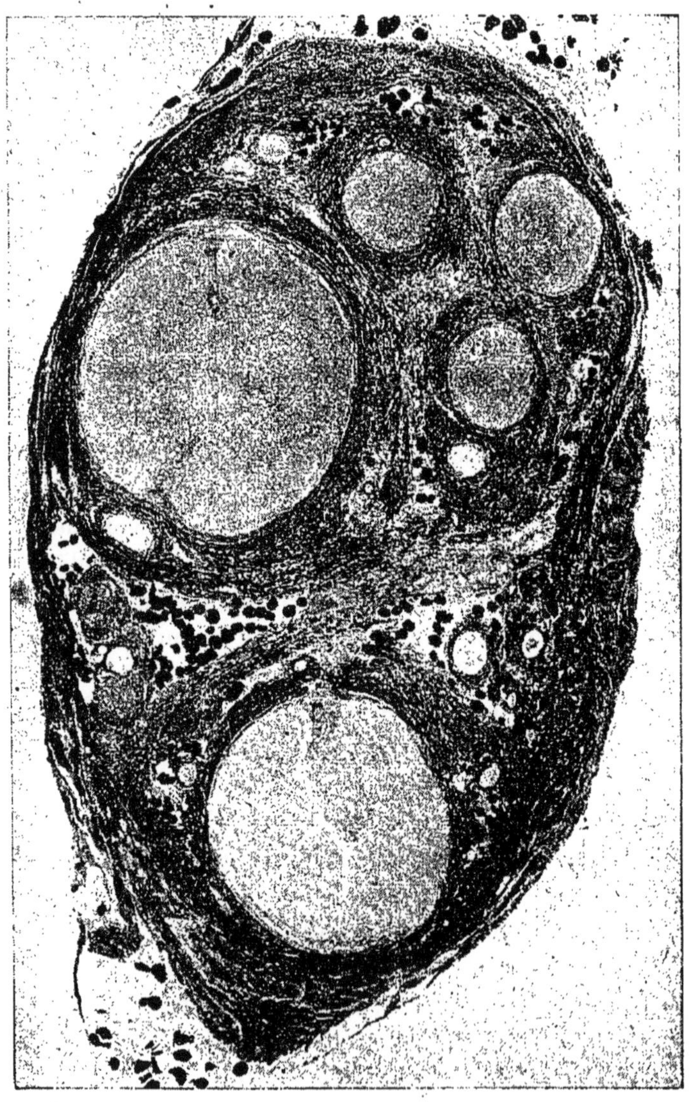

Fig. 26. — Auto-greffe nerveuse sur le sciatique d'un lapin. Sclérose intense périfasciculaire 35 diamètres (D'après M. J. Nageotte).

Ces greffes hétéroplastiques mortes sont beaucoup moins scléreuses que les vivantes; elles se rétrécissent toujours mais il ne faut pas perdre de vue qu' « un nerf réparé est toujours amoindri anatomiquement » même lorsque le résultat fonctionnel est excellent.

Une greffe morte n'est pas plus exposée à l'infection qu'une greffe vivante, elle doit, aussi, être préférée en chirurgie pour des raisons de commodité. M. Nageotte rappelle d'ailleurs qu'un nerf hétérogène meurt bientôt dans les tissus de l'hôte

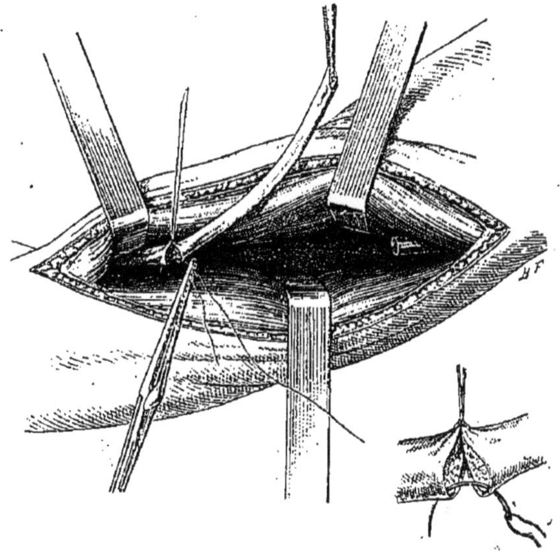

Fig. 26. — Greffe hétéroplastique morte, après résection étendue du nerf. Mise en place du greffon (D'après L. Sencert).

et que, dans ces conditions, il y a avantage d'employer d'emblée des greffons tués.

Le choix du greffon en chirurgie humaine doit entrer en considération. M. Nageotte donne la préférence aux nerfs de veau mort-né presque à terme, à cause de leur volume suffisant. Ils ont cependant l'inconvénient de contenir une grosse quantité de tissu conjonctif étant formé d'un plus grand nombre de fascicules que celui du lapin par exemple.

Les fragments nerveux ne seront jamais tués par le formol mais par l'alcool à 90° et conservés ensuite dans de l'alcool plus faible à 50°. Il sera prudent de ne faire usage que de greffons ne datant que de quelques semaines.

Ces notions expérimentales furent appliquées en chirurgie humaine par M. Sencert qui employa les greffes mortes de Nageotte dans une dizaine de cas.

Voici sa technique. Les greffons de sciatique de veau mort-né conservés comme il a été dit sont trempés au début de l'opération dans de l'eau stérilisée pour les débarrasser de leur alcool.

Entre les deux tranches nerveuses avivées on place un ou deux segments accolés de nerfs tués et on les suture aux surfaces de section par un ou deux points. Du côté du greffon

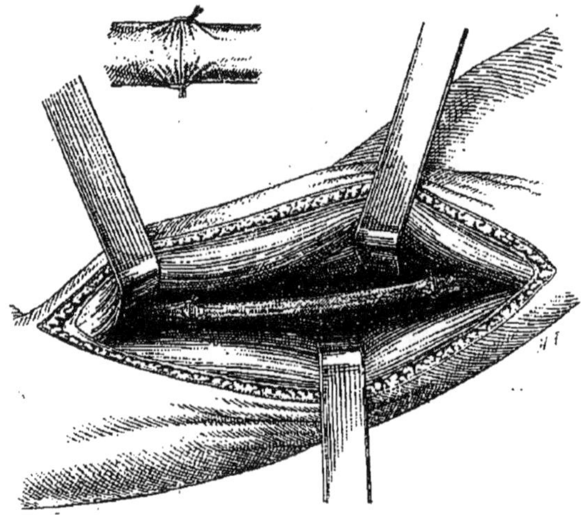

Fig. 27. — Greffe hétéroplastique morte du nerf radial. La greffe est terminée (D'après L. Sencert).

la suture névrillématique étant impossible, l'aiguille passera à travers les fascicules périphériques du tronçon nerveux (fig. 26 et 27)(1).

Le premier cas opéré de la sorte par M. Sencert remonte seulement à mars 1918. On ne peut donc pas encore apprécier les résultats fonctionnels de ces opérations.

L'auteur a eu cependant l'occasion de vérifier le résultat anatomique d'une de ces greffes appliquée à un nerf médian à l'avant-bras.

(1) L. Sencert, L'Hétérogreffe morte dans le traitement des plaies des nerfs. *Presse Médicale*, 23 décembre 1918, p. 656, n° 71.

On dut intervenir deux mois après, pour libérer la cicatrice cutanée adhérente. La greffe nerveuse faisait corps avec le nerf et on ne pouvait pas en indiquer les limites (fig. 28).

Enfin dans un deuxième cas certains signes de restaurations se feraient déjà jour.

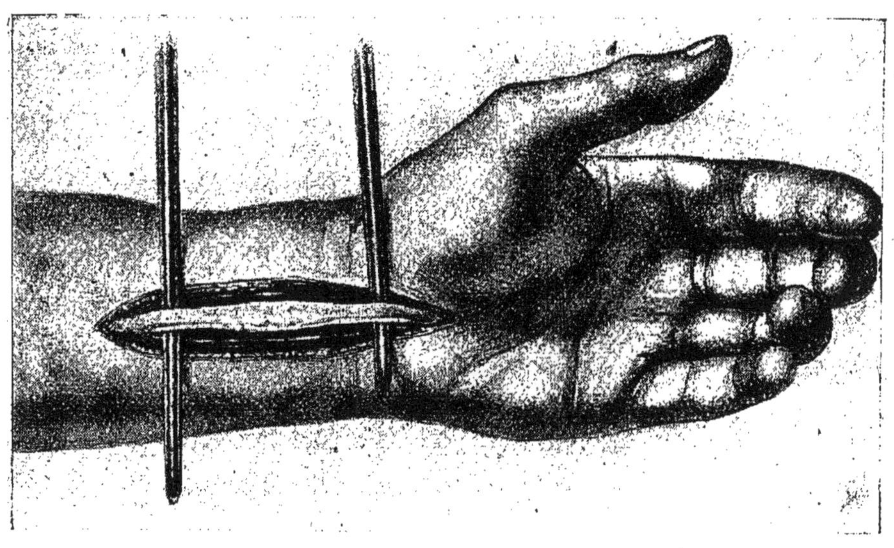

Fig. 28. — Nerf médian ayant subi une greffe de 3 centimètres de sciatique de veau, deux mois auparavant. La continuité anatomique du nerf est complètement rétablie, sans tissu de cicatrice (D'après L. Sencert).

γ) ***Pseudonévrome d'attrition*** dû à une encoche latérale, à une perforation centrale ou à un écrasement partiel.

Si des examens neurologiques entrepris, il résulte que les signes cliniques sont ceux d'une lésion grave, si l'examen électrique direct du tronc nerveux dans la plaie opératoire a montré l'inertie complète du nerf, si l'état de santé et l'âge du sujet permettent d'espérer un nouvel effort du bout central et après examen minutieux de l'aspect macroscopique de la lésion, il faut réséquer toute la partie indurée et suturer les deux tranches ainsi avivées et débarrassées du tissu scléreux.

Il faudra se rappeler à ce moment, surtout si la blessure date de loin, que parfois les signes de restauration sensitive initiale sont trompeurs et n'indiquent pas qu'une restauration motrice régulière doit se développer par la suite. Même le signe du fourmillement de Tinel, auquel nous accordons cependant une grande valeur pronostique, peut ne pas indiquer qu'une restauration motrice même partielle est à espérer.

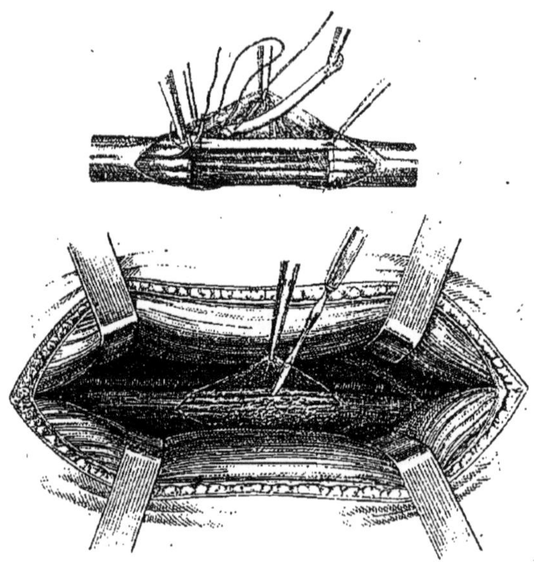

FIG. 29. — Greffe fasciculaire du sciatique. Dissection des fascicules nerveux coupés (D'après L. Sencert).

M. Sencert a appliqué aux lésions nerveuses équivalant à des sections partielles la méthode des greffes mortes.

Il libère tout d'abord le nerf du tissu de la cicatrice qui l'entoure, inspecte la lésion nerveuse, incise le névrilemme, incise le nerf et sépare les fascicules sains du tissu dur voisin (fig. 29).

Après excision des cordons durs, fibreux, séparant le bout central du bout périphérique des fascicules coupés par le projectile, il avive les bouts renflés comme ceux d'un nerf coupé, interpose une greffe à la place des faisceaux indurés excisés et termine par une réfection du névrilemme (fig. 30).

Il s'agit là, d'une *greffe nerveuse fasciculaire.*

Il reste bien entendu, que si l'examen clinique a révélé certains signes de perméabilité ou de régénérescence nerveuse, il ne faut pas recourir à une intervention chirurgicale.

Ou la lésion devra guérir spontanément et complètement sans aucun secours chirurgical, ou elle ne pourra guérir que partiellement, l'attrition du nerf ayant détruit certains fascicules nerveux.

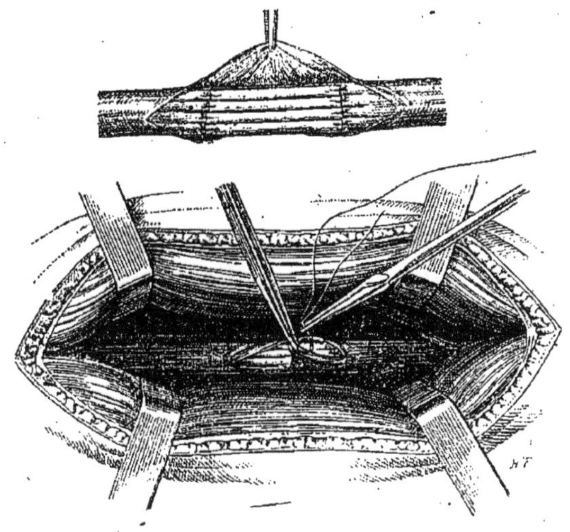

Fig. 30. — Greffe fasciculaire du sciatique. L'opération est terminée (D'après L. Sencert).

Dans ce dernier cas nous ne pouvons pas affirmer qu'une résection de tout le nerf suivie de suture donnera par la suite une restauration plus régulière et plus complète.

Nous verrons dans un instant combien rares sont les restaurations complètes de certains nerfs, même lorsque les opérations ont été pratiquées dans les meilleures conditions possibles. *La libération nerveuse est inutile* si ce n'est comme entrée en matière au cours de toute autre intervention sérieuse sur les nerfs ou lorsque le nerf est comprimé soit au niveau d'un cal (c'est le cas du nerf radial dans la gouttière de torsion de l'humérus), soit par une cicatrice exubérante et très adhérente des parties molles.

3° **Interventions tardives.** — On peut être appelé à examiner et à opérer une plaie nerveuse un an, 18 mois ou davantage après la date de la blessure.

Le blessé a pu refuser l'opération au début, puis voyant son infirmité persister et s'accentuer demande une intervention. D'autres fois, le malade s'est trouvé dans les premiers temps qui suivirent le traumatisme sous la direction de neurologistes ou de chirurgiens ennemis des interventions à cause du discrédit des sutures nerveuses et du doute qui régnait à ce sujet dans l'esprit des médecins il y a 2 ou 3 ans.

Ou bien encore le blessé de son propre gré ou persuadé par le médecin traitant consent à une deuxième opération, la première ayant manifestement échoué.

Dans tous ces cas la technique opératoire ne différera pas de celle exposée dans le précédent paragraphe.

Il s'agira presque toujours de section complète avec ou sans perte de substance, et l'on aura à procéder après un large avivement des deux extrémités nerveuses à une suture par affrontement ou au moyen d'une greffe nerveuse.

Après l'opération du tronc nerveux lui-même il faut tâcher de le préserver du retour offensif du processus sclérosant que détermine toujours une plaie intéressant un nerf, alors même qu'il n'y a pas eu d'infection importante de la plaie et qu'il n'y a pas eu de lésion vasculaire concomitante.

Le travail de libération doit d'ailleurs toujours être fait, quel que soit le genre d'intervention qui portera sur le nerf lui-même ; il est toujours indispensable pour se donner du jour et pour apprécier l'état du tronc nerveux.

Une règle de conduite recommandable est celle qui consiste à placer le nerf dans du tissu musculaire ou aponévrotique sain, pour le séparer du plan osseux sous-jacent d'une part, des téguments superficiels d'autre part.

On a tour à tour conseillé l'isolement du nerf des plans cruentés voisins par du tissu musculaire sain, du tissu graisseux, par un feuillet péritonéal, etc.

Aucun de ces procédés ne paraît avoir donné des résultats nettement préférables.

Nous avons vu d'autre part ce que M. Nageotte pense des dangers de l'engainement.

L'essentiel est d'observer plusieurs règles à la fois logiques et efficaces : hémostase soignée, lavage de la plaie opératoire au sérum artificiel pour empêcher le dessèchement du tissu nerveux pendant l'opération et entraîner tous les détritus sanguins ou autres qui pourraient entretenir une inflammation subaiguë aboutissant à la formation d'une nouvelle fibrose cicatricielle; ensuite placer le nerf dans un lit musculaire au aponévrotique sain.

C'est là une excellente méthode, elle a été préconisée et appliquée tout d'abord par MM. Gosset, Pascalis et Charrier [1] dans les traitements des plaies du nerf radial.

Enfin la névroglie des nerfs pouvant se développer parfois de façon exubérante, donner naissance à des gliomes qui poussent et rongent les tissus voisins à la façon des sarcomes, il est très important de ne pas laisser dans une plaie un fragment de nerf, sauf, si ce fragment peut être rapidement envahi par des cylindraxes dont la présence a pour eftet d'empêcher ce développement monstrueux de la névroglie (Nageotte).

Le traitement chirurgical des *lésions du plexus brachial* doit être envisagé séparément.

Nous avons attiré l'attention sur ce fait que les lésions plexuelles ont une grande tendance à se restaurer spontanément. Cependant, lorsque au bout de quelques mois, un ou plusieurs troncs nerveux présentent d'une façon permanente des signes d'interruption physiologique, il y a lieu d'intervenir.

Après un examen clinique plus minutieux que jamais et une localisation précise de la hauteur de la lésion, le chirurgien ira inspecter les troncs nerveux et tenter une suture lorsqu'il s'agira d'une interruption complète.

La localisation sur un schéma est absolument nécessaire, non seulement pour l'incision des plans superficiels, mais aussi

(1) *Presse médicale*, 21 janvier 1915, p. 17.

pour pouvoir se diriger dans l'intrication des nerfs constituant le plexus.

L'électrisation au cours de l'opération sera parfois d'un grand secours.

André-Thomas attire l'attention sur le fait suivant, susceptible de fournir des indications précieuses au sujet de la nature et du siège d'une lésion du plexus brachial. Lorsque plusieurs racines ou plusieurs nerfs ont été lésés au même niveau et à proximité, il peut arriver un égarement des fibres régénérées qui, au lieu de s'engager dans le bout périphérique du nerf ou de la racine auxquels elles sont destinées, s'engagent dans le bout périphérique d'un autre nerf ou d'une autre racine ; il en résulte des *topoparesthésies* qui consistent dans la localisation de l'excitation dans un territoire innervé par un autre nerf ou une autre racine (A.-Thomas). En faisant bien spécifier par le blessé le siège de la sensation, on se rendra compte de la hauteur de la lésion et de sa nature.

Ajoutons que la régénération nerveuse après suture, au cours des blessures du plexus brachial, est très difficile, très souvent incomplète et demande un laps de temps considérable.

Évolution des blessures des nerfs opérées. Causes d'échec. Décisions médico-militaires.

Peut-on espérer à la suite des opérations décrites plus haut, une réparation fonctionnelle complète ? A quoi sont dues les causes d'échec ? Combien de temps après une suture ou une greffe peut-on considérer un blessé « nerveux » comme incurable ?

Voici autant de questions capitales pour le pronostic des lésions des nerfs périphériques et pour l'appréciation médico-militaire des infirmités, séquelles de ces lésions.

Le retour immédiat ou rapide des fonctions motrices et sensitif d'un nerf à la suite d'une suture n'a jamais été constaté par aucun neurologiste depuis le début de la guerre.

M. Pitres est d'avis qu'étant donné la dégénération inévitable du segment inférieur, même en cas de suture immédiate, « l'opinion d'après laquelle on peut quelquefois obtenir la restauration fonctionnelle immédiate ou ultrarapide d'un nerf sectionné est mal fondée. Elle repose sur des erreurs d'interprétation le plus souvent très grossières. Parmi les observations qui ont été invoquées en sa faveur, il n'y en a pas une seule qui résiste à une critique sérieuse (1) ».

De son côté, Mme Déjerine (2) estime que « la restauration *rapide* de la motilité se faisant le lendemain ou le surlendemain d'une suture nerveuse est une notion absolument incompatible avec les enseignements de la clinique, de l'anatomie pathologique et de l'expérimentation. Elle ne s'observe ni à la suite de sutures *primitives*, faites immédiatement après la blessure, ni à la suite de sutures *secondaires*, tardives.... »

« Après une section nerveuse, le bout périphérique du nerf dégénère toujours et dans toute sa longueur....

« Si la restauration motrice « rapide » n'existe pas au point de vue histologique, comment interpréter le soi-disant cas de restauration « rapide » constaté cliniquement le lendemain ou le surlendemain d'une suture nerveuse ?

« Lorsqu'on soumet à la critique ces observations on constate toujours qu'elles sont entachées d'erreurs et manquent de précisions cliniques. »

Il faudra donc attendre plusieurs mois avant d'espérer un début de réparation fonctionnelle.

Les différents nerfs périphériques ne se réparent pas avec une égale vitesse et leur individualité est à ce point de vue tout à fait indiscutable.

L'individualité clinique des nerfs des membres sur laquelle nous avons insisté dès le début de l'année 1915, s'est affirmée de manière éclatante dans la marche de leur restauration.

D'un commun accord, on a reconnu la grande facilité de

(1) Loco citato.
(2) *Société de Chirurige*, décembre 1915.

régénérescence du radial, même après une section complète suivie de suture par affrontement.

Une interruption complète du nerf radial opérée en de bonnes conditions, soit immédiatement après la blessure soit trois, quatre mois après, mais avec résection et avivement suffisant des deux extrémités, met 4 à 7 mois pour manifester une régénérescence indiscutable, de bon aloi et au bout d'un an ou 18 mois cette réparation peut être complète.

A quoi tient cette aptitude de régénération remarquable du radial? Nous avons insisté ailleurs sur son caractère purement moteur : le nerf radial répond aux blessures par des paralysies totales complètes, il donne peu de troubles sensitifs, encore moins de troubles vaso-moteurs ou trophiques. Il semble donc contenir surtout des fibres motrices.

Peut-être faut-il ajouter à cette raison importante de la qualité des fibres, cette autre raison donnée par M. Foix pour expliquer la facilité de régénération du nerf radial et les fréquents échecs des sutures des nerfs médian et cubital.

Le nerf radial abandonne très haut la plupart de ses filets sensitifs. Les nerfs médian et cubital sont, par contre, des nerfs à territoire sensitif important et bas placé ; leurs fibres sensitives demeurent jusqu'au bout unies aux fibres motrices.

« Il en résulte que la régénération paradoxale des filets moteurs dans les gaines sensitives a beaucoup plus de chances de se produire chez eux ; et si, l'on calcule alors les multiples obstacles que rencontre la restauration de la suture, on conçoit peut-être pourquoi la restauration motrice, relativement fréquente pour le radial après suture, semble rester rare pour le cubital et le médian (1). »

Le nerf sciatique poplité externe se comporte comme le radial, sa restauration demande cependant un plus long temps.

Viennent ensuite, avec une difficulté de régénération croissante, le cubital, le sciatique poplité interne, le nerf grand sciatique et enfin le médian.

(1) Ch. Foix. *Société de Neurologie*, séance du 4 mai 1916; *Revue neurologique* juin 1916, p. 904.

A vrai dire, chacun d'entre nous a eu l'occasion d'observer des réparations fonctionnelles, à la suite de suture ou de résection suivie de suture, des nerfs cubitaux, grands sciatiques, voire même des nerfs médians, mais cette restauration est toujours imparfaite.

En ce qui concerne le nerf grand sciatique, il est fréquent d'observer, au bout de 8 mois à 2 ans, selon les cas, un début de motilité dans les grands muscles de la jambe et notamment dans les jumeaux, le jambier antérieur, le jambier postérieur ou même dans les péroniers.

Il faut attendre beaucoup plus longtemps pour voir se contracter les fléchisseurs et les extenseurs des orteils et il y a des muscles qui ne semblent jamais se régénérer, tels que le pédieux, les muscles de la plante du pied. Fort heureusement le rôle physiologique de ces derniers est limité et d'utilité restreinte.

A la suite des opérations pour blessures graves du médian on peut voir se restaurer quelques-uns des muscules épitrochléens tels que les palmaires, le rond pronateur voire même les fléchisseurs des doigts ; il est très rare que les muscles thénariens récupèrent leur motilité et leur adresse normales. Les fibres nerveuses doivent parcourir un trajet considérable pour atteindre les plaques motrices des muscles thénariens. Les appareils terminaux ainsi privés de leur influx nerveux pendant une durée d'autant plus importante que la lésion siège plus haut et qu'elle est plus grave, subissent incontestablement une dégénérescence qui les rend impropres à une réparation ultérieure complète.

Ces considérations s'appliquent également au nerf cubital.

Nous pensons en outre que la richesse de ces nerfs en fibres sensitives et en fibres sympathiques vasomotrices, sécrétoires et trophiques est une autre cause de la difficulté de leur restauration. L'égarement des fibres centrales motrices dans des gaines sensitives périphériques et l'aiguillage des fibres sensitives vers des territoires moteurs se produisent avec grande facilité et font obstacle dès lors à une régénérescence correcte.

Diverses expériences ont montré à Boeke que des fibres

sensitives pénétrant dans des muscles, n'y forment jamais des plaques terminales ou n'arrivent pas à s'articuler avec les plaques motrices.

La vitesse de croissance des divers nerfs serait aussi différente (Dustin) et en faveur du nerf radial, en ce qui concerne les nerfs du membre supérieur.

Enfin il faut faire intervenir le coefficient personnel de l'individu, les uns ayant une plus grande aptitude à la régénération nerveuse que d'autres.

L'âge, l'état de santé général, les maladies intercurrentes, certaines dyscrasies (alcoolisme) et enfin le bon ou le mauvais fonctionnement des glandes à sécrétion interne et notamment de la thyroïde doivent entrer aussi en ligne de compte.

Si tous ces facteurs peuvent influer en mauvaise part la restauration d'un nerf dont la lésion a été opérée précocement ou immédiatement et dans les meilleures conditions de technique, à plus forte raison la régénération sera retardée ou empêchée lorsque l'opération a été faite trop tardivement ou que la résection et l'avivement des extrémités nerveuses et notamment du bout central ont été parcimonieux, incomplets. On peut invoquer alors la lésion ascendante des fibres nerveuses du bout central, la déchéance du segment périphérique et des muscles.

Certains auteurs ont signalé l'existence de lésions dégénératives ascendantes des fibres centrales, lésions remontant bien plus haut, parfois, que ne le montre l'induration macroscopique visible et tangible du renflement supérieur.

Le travail de cicatrisation ultérieur semble être différent suivant les cas : une inflammation subaiguë de la cicatrice peut survenir, aboutissant à un nouvel enkystement fibreux du bout central et peut-être aussi du bout périphérique, créant ainsi un nouvel obstacle à la marche des cylindraxes.

Au point de vue médico-militaire quelle est la conduite à tenir vis-à-vis d'un blessé dont la plaie nerveuse dure depuis plusieurs mois, voire même plusieurs années ?

Il n'est guère possible de déterminer d'une façon précise la durée d'évolution d'une blessure des nerfs ayant nécessité une suture ou une greffe nerveuse.

On ne peut dire non plus, en quel laps de temps les plaies des nerfs qui se restaurent spontanément, aboutissent à une récupération fonctionnelle complète, ni si cette récupération sera complète.

Nous avons vu par ailleurs combien difficile paraît être la neurotisation des greffes nerveuses en chirurgie humaine.

Il faut donc attendre deux ans après une greffe nerveuse avant de déclarer que l'intervention a absolument échoué, parce qu'aucun signe de restauration n'est constaté.

Pour certains nerfs comme le grand sciatique, le médian, il est également prudent d'attendre 18 mois, 2 ans, avant d'affirmer que la restauration a échoué et que l'infirmité est définitivement incurable. Une année est nécessaire pour le cubital, voire même pour certains blessés du radial et du sciatique poplité externe suturés tardivement.

Par contre, il ne faut pas se hâter de conclure à une guérison définitive, devant une blessure nerveuse en bonne voie de restauration.

Certaines muscles ne se restaureront jamais, ou bien la sensibilité demeurera imparfaite pendant longtemps, entraînant un déficit moteur considérable comme dans certains cas de blessure du médian ou des troubles trophiques à répétition comme dans les blessures du sciatique poplité interne.

D'autre part, les égarements des fibres peuvent donner lieu à des contractures musculaires, à des syncinésies nuisibles dont nous avons vu les inconvénients en étudiant les étapes de la restauration motrice.

Les sutures et les greffes suivies de restauration fonctionnelle peuvent avoir le sort des lésions nerveuses guérissant spontanément et dont un assez grand nombre ne guérissent que partiellement.

Ces quelques considérations démontrent aussi les bénéfices considérables que l'on pourra tirer à tous les points de vue, si l'on réussit à organiser les commissions d'examen des blessés des nerfs périphériques de telle sorte qu'ils soient revus par le même neurologiste qui possède les signes cliniques présentés lors des précédents examens, l'aspect anatomique de la lésion, la technique employée lors de l'intervention.

Celui-là seulement pourra au mieux, au moyen d'examens successifs, estimer les progrès de la régénération nerveuse ou son échec, lui seul pourra aussi conseiller au blessé une seconde intervention plus appropriée et à laquelle il assistera.

Nous croyons aussi qu'il faut attendre un an ou deux, avant d'affirmer qu'une restauration motrice au début aboutira à une récupération fonctionnelle complète ou qu'elle est arrêtée définitivement.

A cet effet, nous estimons instructif de rappeler ici les conclusions émises par la Société de Neurologie de Paris dans sa séance du 20 mars 1918, en réponse à la question suivante soumise par le Service de Santé militaire, à l'appréciation de la Société : *Au bout de combien de mois, après suture d'un nerf, doit-on abandonner tout espoir de restauration et par suite considérer l'infirmité comme incurable?*

Conclusions concernant les sutures nerveuses.

Dans les sutures nerveuses, il importe de distinguer deux cas :

1° Ceux où l'on ne constate *aucun signe de restauration motrice ou sensitive :*

2° Ceux où la *constatation de certains signes* (moteurs, sensitifs, électriques) permet de prévoir la possibilité d'une restauration partielle ou complète.

1° *Dans les cas où l'on ne constate* **aucun signe de restauration,** *il n'y a pas lieu d'envisager séparément chacun des principaux nerfs pour déterminer la période d'attente permettant de conclure à l'incurabilité.*

D'une façon générale, on ne pourra se prononcer sur l'incurabilité avant deux années écoulées depuis la date de la suture.

Pendant cette période d'attente, le blessé suturé sera mis en réforme temporaire et examiné à plusieurs reprises par le même neurologiste.

2° *Dans les cas où l'on constate des* **signes permettant de prévoir une restauration**, *il est impossible de fixer à l'avance la période d'attente après laquelle on peut conclure à l'incurabilité.*

Le blessé suturé sera traité dans le centre neurologique où il aura subi son opération, pendant le temps jugé nécessaire par le chef du Centre, qui appréciera, selon les cas, le moment où l'incurabilité sera démontrée.

Étant donnée la longue durée du traitement des blessés nerveux qui présentent des signes de régénération progressive, il y aurait intérêt à autoriser les chefs des Centres neurologiques à envoyer ces blessés soit en congés répétés de convalescence, soit en congés de travail renouvelables, avec retour au Centre pour examen et décision (1).

Ces considérations concernant les sutures nerveuses peuvent être étendues à toute lésion nerveuse suturée ou non, qu'il s'agisse de restaurations spontanées ou de régénérations consécutives à des interventions de tout ordre.

Traitement chirurgical des formes douloureuses des lésions des nerfs.

Au cours des formes douloureuses des blessures des nerfs on assiste au développement d'ankyloses, de rétractions tendineuses et de tout un ensemble de troubles trophiques rendant l'usage du membre absolument impossible.

En dehors de la triste perspective de cette évolution, l'intensité des douleurs, que les médications externes et internes n'arrivent pas à calmer, a naturellement conduit à envisager une intervention chirurgicale.

Nous laisserons de côté tous les moyens physiothérapiques qui pour la plupart ont échoué, quelques formes légères seu-

(1) *Revue Neurologique*, mars-avril 1918, p. 269.

lement ont pu être améliorées définitivement ou temporairement par la radiothérapie.

Seuls les traitements chirurgicaux méritent de nous arrêter. Et parmi ceux-ci nous considérerons trois techniques qui ont souvent donné de bons résultats : *l'alcoolisation intranerveuse, la dénudation de la gaine sympathique du gros tronc artériel du membre*, enfin *la section nerveuse suivie de suture.*

1° *L'alcoolisation tronculaire* préconisée par M. Sicard compte à son actif un très grand nombre de succès. Voici les principaux moments de cette technique. Sous anesthésie générale on met à nu les troncs nerveux lésés, on les libère du tissu cicatriciel environnant, puis on injecte avec une aiguille fine un centimètre cube d'alcool stérilisé à 60°. Cette injection doit être faite à 2 ou 3 centimètres au-dessus de la lésion. Lorsqu'elle est bien pratiquée, elle provoque une petite boule d'œdème et le tronc nerveux prend aussitôt un aspect blanc caractéristique. L'alcool devra être contenu dans des ampoules fermées, stérilisées par tyndalisation afin de lui conserver son titre. La cessation des douleurs est souvent instantanée et d'autre part l'alcool à 60° n'interromprait que pour un laps de temps relativement court (5 à 10 mois) la conductibilité motrice.

L'alcoolisation tronculaire qui fait cesser les douleurs arrête aussi la marche progressive des ankyloses, des rétractions et empêche la dystrophie de tous les tissus du membre atteint.

En ce qui concerne le nerf grand sciatique, Sicard fait remarquer que le tronc nerveux doit être distendu dans toutes ses parties, afin que l'alcoolisation soit suffisante et imprègne bien tous les fascicules nerveux, faute de quoi la sédation des douleurs ne serait que partielle.

Il faut donc, étant donné le volume du nerf, piquer en plusieurs points et sur un segment d'au moins 3 centimètres de hauteur. Il est préférable d'employer l'alcool à 80° dans les cas de causalgie paroxystique du sciatique (Sicard).

Cette méthode a été employée avec plein succès par

MM. Pitres et Marchand (1) qui font observer que les injections intranerveuses d'alcool, non seulement guérissent les causalgies mais que pratiquées convenablement, elles n'aggravent pas les paralysies motrices préexistantes et n'en déterminent pas de nouvelles, bien qu'elles provoquent l'apparition d'une réaction de dégénérescence dans les muscles tributaires du nerf injecté.

L'injection d'alcool dans le nerf interrompt cependant sa conductibilité sensitive, d'où disparition des douleurs causalgiques et des parésies motrices antalgiques qu'elles déterminent.

En conformité absolue avec les idées de M. Sicard, les auteurs recommandent l'alcoolisation suslésionnelle, car au-dessous de la lésion, l'injection d'alcool peut rester sans effet sur les douleurs causalgiques.

Il nous a été donné d'examiner des blessés traités de cette manière, pour un syndrome causalgique et chez qui la cessation des douleurs avait été incontestable.

2° *Sympathectomie périartérielle.* — Un autre traitement des formes causalgiques des blessures des nerfs, qui a été préconisé par M. Leriche (2) consiste en la dénudation de l'artère humérale (pour les causalgies du membre supérieur) et l'excision de toute sa gaine sympathico-celluleuse sur une longueur de 12 centimètres environ.

M. Leriche a employé cette technique dans les formes douloureuses s'accompagnant de troubles vasculaires importants, témoins manifestes d'une lésion artérielle associée.

La sympathectomie périartérielle fut employée à sa suite par un grand nombre de chirurgiens, avec plus ou moins de succès, dans toutes les formes douloureuses des nerfs, sans distinction.

Les échecs partiels ou complets furent notamment enregistrés dans les formes causalgiques du sciatique où l'on

(1) Pitres et Marchand. Note relative à l'étude des infections intranerveuses d'alcool dans le traitement des causalgies. *Presse médicale*, 6 septembre 1916.
(2) *Presse médicale*, 20 avril 1916.

intervint tour à tour sur l'artère fémorale, sur la poplitée, voire même sur l'artère ischiatique.

De cette façon on ne visait plus la lésion même de la gaine sympathique vasculaire, qui n'était plus en cause, mais on paraissait vouloir interrompre le chemin de passage des sensations désagréables.

Nous pensons que les échecs que compte cette méthode sont dus au fait d'avoir porté un diagnostic seulement approximatif et non précis sur la qualité des douleurs et le siège de la lésion.

L'excision du sympathique périartériel semble indiquée et donne de bons résultats au cours des lésions vasculaires déterminant des douleurs d'ordre névritique, siégeant sur une grande étendue du membre et aussi quelques douleurs de nature causalgique par irritation des nerfs voisins médian et cubital. La gaine artérielle et le tissu sclérosé environnant une fois enlevés tous les symptômes signalés s'amendent.

Cette méthode ne peut avoir d'effet durable dans les formes douloureuses vraies des lésions des nerfs déterminant le syndrome de causalgie paroxystique, incontestable, sans association de lésions vasculaires.

3° *Section du nerf suivie de suture.* — Se basant justement sur les cas où cette technique n'amena pas de rémission efficace et sur quelques observations où l'alcoolisation intranerveuse suslésionnelle ne procura qu'un soulagement temporaire, M. Tinel [1] a préconisé pour remédier aux causalgies graves, la section du nerf atteint suivie de suture.

A l'appui de cette thérapeutique il apporte une hypothèse pathogénique,

Il reconnaît que la causalgie est un syndrome essentiellement sympathique, comme nous l'avons soutenu à diverses reprises, mais il donne une explication autre de la marche du processus irritatif.

(1) J. Tinel. Contribution à l'étude de l'origine sympathique de la causalgie. *Société de Neurologie*, séance du 8 novembre 1917 ; *Revue neurologique*, octobre-novembre-décembre 1917, p. 243 et suivantes et *Revue neurologique*, janvier-février 1918, p. 79.

Le point de départ des troubles douloureux, trophiques, vaso-moteurs, etc. serait dans le territoire périphérique du nerf, d'où il gagnerait les centres à travers les voies sympathiques de tout le membre, les intranerveuses et les périvasculaires. Ces voies sympathiques seraient groupées, à la racine du membre, au pourtour des grosses artères, vers sa périphérie elles se concentreraient au contraire dans les troncs nerveux eux-mêmes qu'elles rejoignent soit directement soit en compagnie des artères nourricières des nerfs qu'elles enlacent. Ceci expliquerait pourquoi la section ou l'alcoolisation d'un nerf au-dessus de la lésion n'entraîne pas toujours la sédation des douleurs alors que la section du nerf près de sa terminaison, vers la périphérie du membre, ou la dénudation de la gaine svmpathique de la grosse artère du membre a sa racine, là où elle constitue le principal collecteur des voies sympathiques, peut amener une rémission définitive.

Nous sommes convaincue que les fibres sympathiques qui suivent les gros troncs nerveux des membres présentent de nombreuses anastomoses étagées avec le sympathique périvasculaire, d'où la diffusion des troubles causalgiques bien au delà des limites physiologiques du nerf lésé.

Nous persistons cependant à croire que le point de départ du syndrome causalgique se trouve au niveau de la lésion du nerf; de là l'irritation des fibres sympathiques se répercute d'une manière centrifuge vers le territoire périphérique du nerf qu'elles accompagnent (médian, sciatique, souvent aussi cubital).

Cette irritation détermine les troubles trophiques et vasculaires bien connus, elle influence aussi les terminaisons sensitives suivant un processus que nous avons exposé ailleurs (1) et la douleur spéciale que cette irritation engendre se répercute aux centres par les fibres sensitives cérébrospinales.

Mais à cause des anastomoses multiples des voies sympathiques, le processus irritatif ne cantonne pas son influence

(1) Mme Athanassio Benisty. *Formes cliniques des lésions des nerfs*, Collection Horizon, 2e édition, chez Masson 1918.

nocive au seul territoire périphérique du nerf atteint, mais va plus loin dans les muscles, dans la profondeur du membre voire même dans le domaine des nerfs voisins.

Dès lors ses voies de retour ne se limitent pas aux fibres sensitives du nerf principalement intéressé mais empruntent aussi soit les fibres sympathiques centripètes du membre, soit de préférence le tronc d'un nerf voisin, tel le nerf cubital qui a une part fort importante dans l'innervation des plans profonds de la main ; le territoire des 2 nerfs, médian et cubital, s'intricant étroitement et sur une large étendue à ce niveau. Une alcoolisation ou une section du médian seul pourrait dans ce cas ne pas donner un succès complet. Nous pensons donc qu'un diagnostic précis est dans cette occasion d'une importance capitale.

S'agit-il d'une causalgie de la main vraie, redoutable, due à une lésion inflammatoire, irritative du médian, parfois aussi du médian et du cubital ? Une alcoolisation intratronculaire au-dessus de la lésion ou à la rigueur une section du nerf interrompt la conductibilité des fibres cérébro-spinales, comme des fibres sympathiques ; celles-ci ne conduisent plus à la périphérie leur irritation par ondes, celles-là ne vont plus porter aux centres les sensations douloureuses dont la continuité finit par retentir sur les centres sensitifs et sympathiques voisins, d'où cette diffusion des troubles et ces synesthésalgies particulières.

Un échec de l'alcoolisation suslésionnelle doit s'expliquer par une erreur de diagnostic concernant le nerf le plus touché, erreur qui s'explique lorsqu'il s'agit de nerfs aussi voisins comme le sont le médian et le cubital au bras.

Un échec de l'alcoolisation souslésionnelle peut s'expliquer par l'existence d'anastomoses plus importantes ou plus nombreuses que normalement, anastomoses contenant aussi bien des fibres sensitives cérébro-spinales que des fibres sympathiques.

La dénudation de la gaine périartérielle ou la sympathectomie doit réussir lorsqu'il s'agit d'une lésion vasculaire ayant provoqué par la sclérose abondante qu'elle détermine l'irritation des deux nerfs principaux du membre, donnant lieu ainsi à un syndrome causalgique de la main et par l'irritation des filets sympathiques périartériels dont quelques-uns aboutissent dans les muscles et dans la profondeur du membre, ces douleurs diffuses caractéristiques d'une vascularisation insuffisante. Ceci explique pourquoi nous n'avons jamais observé, quant à nous, de causalgie vraie du pied à la suite d'une lésion de l'artère fémorale à la cuisse, ce qui aurait dû se produire si la causalgie était due, comme le veut Leriche, à une lésion du sympathique périartériel.

A la suite d'une blessure de la fémorale on ne constate parallèlement aux troubles vaso-moteurs que des sensations douloureuses diffuses, imputables à la mauvaise irrigation du membre et à l'offense du lacis sympathique périvasculaire. Les quelques sensations causalgiques qui peuvent se produire sont dues, ainsi que leur siège l'indique, à l'irritation du nerf saphène interne souvent atteint dans le canal de Hunter.

Le tableau clinique est tout différent lorsqu'il s'agit de blessure de l'artère poplitée, et l'on se trouve alors en présence d'une véritable causalgie du pied à cause du voisinage immédiat du nerf sciatique poplité interne si susceptible et dont l'irritation se traduit aussitôt par des douleurs avec perte du réflexe achilléen.

Avant de clore ce paragraphe, nous tenons à mentionner un traitement qui a donné à M. Claude (1) de bons résultats, c'est l'inclusion de caoutchouc comme isolement des nerfs douloureux, ainsi qu'elle a été pratiquée par son collaborateur, M. Od. Platon.

M. Claude semble attribuer au tissu scléreux qui se forme autour du nerf blessé, le principal rôle dans le déclenchement du syndrome irritatif causalgique.

La libération du nerf avec excision du tissu scléreux périnerveux ne suffit pas, car le processus sclérosant se reproduit

(1) H. Claude. Inclusion de caoutchouc comme isolement des nerfs douloureux. *Revue neurologique*, novembre-décembre 1916, p. 663-665

d'où retour des phénomènes douloureux après une période d'accalmie.

Le caoutchouc employé à cet effet est très mince, stérilisé trois fois de suite à 120° et découpé en lanières de 2 centimètres. Au moment de l'usage cette lanière est enroulée en spirale autour du nerf en empiétant à chaque spirale d'un tiers de sa largeur sur la spire précédente.

Au début M. Claude faisait précéder cet enroulement d'une alcoolisation intratronculaire. Par la suite il renonça à cette alcoolisation et les résultats continuèrent, selon lui, à être aussi bons.

On ne peut encore juger de l'excellence de ce procédé qui n'a pas été assez employé ; pour notre part nous donnons la préférence, et de beaucoup, à l'alcoolisation intratronculaire de Sicard, qui compte à son actif un très grand nombre de succès.

TRAITEMENT PHYSIOTHÉRAPIQUE DES BLESSURES DES NERFS

Le traitement physiothérapique tient une place de premier ordre dans la thérapeutique des lésions nerveuses. Il est employé, tantôt comme complément du traitement chirurgical, et tantôt seul dans les cas, très nombreux, où la blessure nerveuse tend à guérir sans intervention opératoire.

Étant donnée la longue durée de l'évolution d'une lésion des nerfs, même lorsqu'il ne s'agit que d'une interruption physiologique de gravité modérée, il est, en effet, indispensable d'empêcher la dégénérescence des muscles paralysés, d'activer la circulation du membre nécessairement compromise, et de conjurer enfin les raideurs des articulations et les attitudes vicieuses.

Le *massage,* la *mobilisation,* l'*électrothérapie* et le port d'*appareils* appropriés concourent à réaliser ce triple but.

Massage. Mobilisation.

Le *massage à la main et le massage vibratoire* doivent être quotidiens, souvent pendant de longs mois. Son complément indispensable est la *mobilisation passive des articulations.* On évite ainsi la trop prompte atrophie musculaire, on favorise la résorption des infiltrations des tissus et l'on prévient les raideurs articulaires. Mais la mobilisation passive, de durée nécessairement courte, qui suit la séance quotidienne de massage, n'est pas suffisante en cas d'ankyloses multiples.

Il faut y joindre des séances fréquentes de *mécanothérapie active* et de *gymnastique.* Il faut en plus, conseiller fermement au blessé de mobiliser lui-même, plusieurs fois par jour avec sa main saine les différents segments du membre malade.

Cette collaboration des efforts incessants et répétés du malade et du médecin est la meilleure des physiothérapies.

Dans les formes douloureuses avec tendance aux raideurs et déformations articulaires, il faut avoir recours au massage et à la mobilisation aussitôt que la douleur rétrocède quelque peu. Puisque l'eau est l'élément favori des blessés de cet ordre, on habituera les malades à exercer leurs muscles fléchisseurs en leur faisant exprimer une éponge mouillée et on leur demandera de supporter un *massage léger exécuté sous l'eau* (Meige).

Nous n'insisterons pas sur les différentes installations et les divers appareils de mécanothérapie, tantôt perfectionnés, tantôt simples et peu coûteux. Tous sont utiles, à la condition d'être exactement adaptés à leur but. Il importe beaucoup que le médecin règle lui-même leurs applications et s'astreigne à la surveillance de cette partie du traitement.

Lorsque la restauration nerveuse est en grande partie réalisée, ou au contraire lorsque la régénération ne paraît pas devoir s'effectuer, il est vain de continuer un traitement mécanique et électrique désormais superflu.

Mais il est très nécessaire de masser et d'électriser un membre blessé pendant les premiers mois qui suivent la blessure. On aide ainsi à la régénération du nerf et des muscles. Lorsque l'examen clinique a démontré la persistance des signes d'une lésion grave, d'une paralysie complète, et lorsqu'une opération a été pratiquée, le massage devra être repris après cette dernière. Il constituera alors un adjuvant nécessaire de la restauration.

Après une suture nerveuse il faut refaire une éducation neuro-musculaire nouvelle. C'est ce que Chiray et Roger ont appelé la nécessité de la prothèse fonctionnelle nerveuse. A cause des déraillements toujours possibles des fibres nerveuses et notamment des déraillements moteurs, l'opéré doit apprendre certains mouvements comme un enfant, tout en continuant à entraîner ses muscles valides. En un mot il faut développer les suppléances musculaires et faire exécuter les mouvements utiles avec les muscles conservés.

Souvent, quand la restauration commence à s'ébaucher, mieux vaut rendre l'homme à la vie civile, pendant quelques mois, en le mettant en réforme temporaire. Le blessé qui travaille, dans la mesure de ses moyens, active toujours sa guérison. De même, il est indispensable de réformer tout militaire atteint de plaie d'un nerf depuis un an à 18 mois, opéré depuis plus de 6 mois et qui a suivi régulièrement pendant plus d'un an un traitement physiothérapique approprié.

Si la restauration doit survenir tardivement, l'exercice d'un métier, répétons-le, sera plus utile que le repos. Si la paralysie est définitive, si la régénération semble impossible, ce serait une grosse faute aux points de vue individuel et social que de prolonger un traitement illusoire.

Électrothérapie.

Les courants employés dans le traitement électrique des paralysies des nerfs sont de deux sortes : le courant continu ou galvanique et le courant induit ou faradique.

1° Le *courant faradique* est produit par des appareils rappelant par leur structure la bobine de Ruhmkorff. La plupart se composent d'une bobine primaire renfermant un noyau de fer doux. Les extrémités de cette bobine sont reliées aux pôles d'une pile (Les appareils portatifs contiennent deux ou trois piles sèches). Sur cette bobine s'engaine une autre bobine appelée induite ou secondaire. Grâce à un interrupteur ou à un trembleur, des variations se produisent dans le courant continu qui traverse la première bobine. Chaque onde de fermeture ou d'ouverture, ainsi produite dans le circuit primaire, développe dans le circuit secondaire une force électromotrice induite. C'est ce courant induit qui est employé dans l'électrothérapie. Le courant faradique ou induit est gradué et mesuré encore actuellement d'une façon toute empirique par l'enfoncement de la bobine mobile, sur la bobine primaire.

2° Le *courant galvanique* ou *continu* est fourni par des accumulateurs ou par des batteries de piles au chlorure de zinc ou mieux encore au bisulfate de mercure. Les modèles courants de 32 à 40 éléments sont suffisants.

Le courant galvanique ou continu est gradué au moyen de collecteurs, et il est mesuré au moyen d'un petit appareil appelé *milliampèremètre*.

Pour introduire le courant dans l'organisme on se sert d'appareils appelés électrodes. Les meilleures électrodes sont celles en coton hydrophile. Elles sont formées d'une plaque d'étain de grandeur variable que l'on recouvre sur une face d'un certain nombre de feuilles de coton. Cet ensemble est enfermé dans une enveloppe de gaze hydrophile bien tendue.

Au moment des applications, ces électrodes bien rembourrées de coton pour éviter les brûlures doivent être bien imbibées d'eau tiède légèrement salée.

Les séances d'électrisation devront durer 10 à 15 minutes et seront pratiquées tous les jours ou tous les deux jours.

Paralysies non douloureuses. — Le traitement sera approprié à chaque cas particulier.

La galvanisation sera la méthode de choix pour les paralysies s'accompagnant de RD totale ou RD partielle mais bien caractérisée.

Si un seul nerf est blessé, on pourra avec profit faire usage du courant galvanique rythmé, en prenant soin d'appliquer l'électrode active sur les muscles paralysés afin d'empêcher la diffusion dans les muscles antagonistes et la contraction de ceux-ci au détriment des muscles malades.

En cas de paralysies multiples ou de diffusion trop grande du courant dans les muscles sains voisins, on fera bien d'avoir recours au courant continu.

Les paralysies peu marquées avec RD partielle et légère et qui ne sont pas douloureuses bénéficieront d'un traitement électrique mixte où à l'action du courant galvanique on associe un courant faradique à interruptions lentes (galvano-faradisation).

Lésions douloureuses des nerfs. — Lorsqu'il s'agit de douleurs d'ordre névritique ou de douleurs causalgiques peu marquées s'accompagnant de troubles moteurs de quelque importance ou même sans troubles moteurs, on peut obtenir une action sédative appréciable par le courant galvanique continu.

Pour obtenir cet effet, on renverse les électrodes, c'est-à-dire que l'électrode négative est appliquée à l'émergence du nerf et l'électrode positive à l'extrémité périphérique du membre.

L'intensité du courant ne sera pas inférieure à 50 milliampères, que l'on débitera progressivement. La durée de passage du courant sera d'au moins 15 minutes. On aura soin que les deux plaques soient bien appliquées et solidement fixées pour que la répartition du courant soit homogène et pour éviter la production des brûlures.

Le traitement électrique comme le traitement mécanique (massage, gymnastique) ne doit pas être employé indéfiniment.

Comme l'a fait remarquer Tinel, le traitement électrique accélère certainement la croissance des cylindraxes mais il n'est pas nécessaire de le faire suivre d'une façon constante. La régénération s'accélère pendant les 2-3 premières semaines du traitement puis se ralentit par la suite.

Les bénéfices du traitement électrique quotidien dans les premiers mois qui suivent une suture nerveuse se trouveront accrus du séjour du malade à la campagne, au grand air, avec suralimentation, massages répétés, travail agricole et suppression de l'alcool.

Si au bout de 10 à 12 mois il n'existe aucun signe de restauration, il vaut mieux rendre le blessé à la vie civile.

Si son nerf doit se régénérer, le travail musculaire qu'il sera obligé de faire par l'exercice de son métier et l'activité de chaque jour, compensera le bénéfice d'une séance d'électrisation de quelques minutes. Si le nerf est définitivement perdu, aucun traitement physiothérapique n'empêchera la déchéance complète des muscles paralysés.

Nous ne nions pas cependant l'utilité d'un traitement électrique et mécanique quotidien ou bihebdomadaire à condition de ne pas entraver la vie sociale du blessé.

Radiothérapie.

La radiothérapie a été surtout employée dans les formes douloureuses des lésions des nerfs et particulièrement dans les blessures du médian et du sciatique.

Elle a été systématiquement mise en œuvre tout d'abord par MM. Cestan et Paul Descomps (1) qui obtinrent des résultats satisfaisants.

La technique est la suivante : « 1 milliampère avec un tube dur (la dureté du tube étant capitale). Rayons VIII-IX. Filtre d'aluminium de 1 millimètre. Distance de l'anticathode à la peau : 20 centimètres. Une séance hebdomadaire d'un quart d'heure ».

M. Babinski (2) préconise le traitement suivant pour les névralgies rebelles :

On irradie une fois par semaine pendant trois semaines la région d'émergence des nerfs. Dans les névrites particulièrement douloureuses du médian, on pratique deux irradiations par semaine, l'une sur les racines cervicales, l'autre sur le plexus brachial. Le traitement est poursuivi pendant trois semaines et suivi d'un repos de trois semaines, après lequel on peut recommencer une nouvelle série de six applications.

(1) Cestan et Paul Descomps. La radiothérapie dans le traitement de certaines lésions traumatiques du système nerveux. *Presse médicale*, 25 novembre 1915.

(2) Babinski. Spondylose et douleurs névralgiques atténuées à la suite de pratiques radiothérapiques. *Société de Neurologie*, 5 mai 1908.

Babinski, Charpentier et Delherm. Radiothérapie de la sciatique. *Société de Neurologie*, 6 avril 1911.

L'élément douleur peut encore être utilement combattu par la chaleur sous toutes ses formes : douches d'air chaud, bains de lumière et diathermie.

La diathermie a sur les deux autres procédés le grand avantage de pénétrer toute l'épaisseur des tissus (1). Mais ce procédé exige des appareils coûteux et nécessite pendant toute la durée des séances une surveillance éclairée et de tous les instants.

Ionisation.

Bourguignon et Chiray ont insisté sur la nécessité qu'il y a d'appliquer après une suture nerveuse l'*ionisation d'iodure de potassium* au niveau de la cicatrice opératoire à cause de sa puissante action lysante à l'égard des cicatrices fibreuses.

Ce procédé leur semble indispensable, au cours du traitement post-opératoire, au même titre disent-ils, que les divers procédés chirurgicaux destinés à préserver le nerf suturé de l'étranglement par du tissu fibreux cicatriciel.

Elle aiderait aussi, selon eux, à la résorption de tous les liquides normaux ou pathologiques exsudés dans le champ opératoire au cours ou à la suite de l'intervention.

(1) M. Grunspan. Essais de mensuration de la température réelle des tissus au cours des traitements par l'air chaud, la diathermie et l'électrocoagulation. *Revue de chirurgie*, 1912.

APPAREILS ORTHOPÉDIQUES

Dès le début de la guerre, le nombre considérable des blessures des nerfs a incité les neurologistes et quelques chirurgiens à imaginer différents appareils de prothèse qui permissent une certaine utilisation fonctionnelle du membre par la correction d'attitudes vicieuses dues à la prédominance des muscles antagonistes, tout en aidant et en favorisant la récupération motrice en cas de régénération nerveuse.

La Société de Neurologie de Paris a désigné en 1916 une commission composée de M. Souques, Mme Déjerine, MM. Henry Meige, Jean Camus et J. Froment, chargée de « formuler les conditions essentielles que doivent remplir les appareils de prothèse nerveuse et d'en préciser les indications ».

Des deux premiers rapports de cette commission nous extrayons les indications directrices suivantes qui restent vraies actuellement encore, au bout de quatre ans de pratique.

« Avant toute chose nous croyons devoir mettre en garde contre un certain nombre d'erreurs commises dans la conception et l'application des appareils de prothèse nerveuse.

« Ces erreurs peuvent avoir les conséquences les plus fâcheuses :

« Parfois l'appareil va directement à l'encontre du but qui devrait être poursuivi. C'est ainsi que des appareils d'immobilisation sont appliqués dans des cas où la mobilisation est de rigueur ; d'autres fois des appareils trop pesants et compressifs à l'excès viennent favoriser l'atrophie musculaire et entraver la restauration motrice. Ou encore le même appareil, créé pour une paralysie déterminée contre laquelle il est efficace, se trouve appliqué à tort dans un autre type de paralysie où son action est inefficace, et même nuisible. Autre défaut : il n'est pas rare de voir des sujets atteints de paralysie hystérique munis d'appareils destinés à remédier aux lésions organiques. Ici la prothèse, non seulement consacre une erreur de diagnostic, mais ce qui est plus grave, tend à invétérer, même à rendre définitifs, des troubles, qui, par nature, sont essentiellement et rapidement curables.

« *Recommandations principales :*

1° Limiter et bien choisir les points d'appui afin d'éviter les compressions musculaires, vasculaires et nerveuses ;

2° Éviter tout excès dans les corrections d'attitude ;

3° Favoriser le jeu des muscles atteints et de leurs antagonistes, sans permettre la prédominance de ces derniers ;

4° Graduer méthodiquement les effets mécaniques de l'appareil. »

A ces recommandations il faut ajouter quelques autres conditions générales que ces moyens protbétiques doivent remplir conditions exposées dès juillet 1915 par M. Henry Meige, qui un des premiers, s'est préoccupé de remédier à la gêne fonctionnelle et aux déformations engendrées par les paralysies et les contractures consécutives aux lésions des nerfs.

« Ces appareils doivent être d'une fabrication facile, abondante et peu coûteuse, légers, aussi peu compresseurs et aussi peu apparents que possible.

« Chaque blessé doit être doté d'un appareil construit spécialement pour lui, étant données les grandes variations individuelles de la conformation squelettique et musculaire, des localisations paralytiques, de leur intensité, ou la présence de complications osseuses, tendineuses, vasculaires, douloureuses, etc.

« Il est indispensable que ces appareils soient faits sur mesure, essayés maintes fois, modifiés selon les particularités individuelles, remaniés aussi souvent qu'il est nécessaire. »

« De même il est très important de régler la *durée quotidienne* du port d'un appareil, car son emploi exige toujours un certain temps d'accoutumance et d'apprentissage. On se contentera de l'appliquer pendant quelques heures les premiers jours, en augmentant progressivement jusqu'à toute la journée.

« Si l'appareil cause une gêne, une douleur, même légère, on doit le modifier, et à plusieurs reprises, jusqu'à ce qu'il soit bien toléré et réellement efficace.

« Inversement, avec les progrès de la restauration motrice, on diminue la durée du port de l'appareil, ou bien on le remplace par un autre, si ce dernier est mieux approprié au nouvel état du sujet.

« De toutes façons, une surveillance fréquente est indispensable pour contrôler les progrès et éviter les fausses manœuvres (1). »

Le nombre des appareils de prothèse nerveuse est considérable; chaque centre neurologique ou physiothérapique, chaque service même eut ses appareils, notamment en ce qui concerne les paralysies des nerfs radial et sciatique poplité externe, pour corriger la chute de la main ou du pied. Chacun de ces appareils représenta une tentative intéressante.

La commission de la Société de Neurologie les examina tous impartialement et du point de vue pratique, tâchant de les adapter, après examen neurologique préalable, à chaque blessé selon la variété de l'infirmité et le moment de son évolution.

Quoique, à l'heure actuelle, on ne puisse pas dire que les problèmes soulevés par la prothèse des lésions nerveuses soient tous résolus, on connaît quels sont les erreurs à éviter dans la prothèse de chaque ordre de paralysie et quels sont les genres d'appareils qui rendent les meilleurs services avec le minimum d'inconvénients. A propos de chaque paralysie nous indiquerons donc les principes généraux de prothèse et nous décrirons brièvement quelques-uns des appareils dont les dispositifs paraissent répondre au mieux à ces principes.

(1) Henri Meige. Il faut favoriser les restaurations motrices à la suite des blessures des nerfs au moyen d'appareils appropriés. *Société de Neurologie*, séance du 29 juillet 1914. *Revue neurologique*, août-septembre 1915, p. 761.

Paralysie du nerf radial.

Le but que se propose la prothèse dans ces cas est l'extension de la main, l'extension de la première phalange des doigts et l'abduction du pouce. En même temps cette correction aura pour effet de rendre efficace le jeu de certains antagonistes tels que les fléchisseurs des doigts et du poignet, voire même les petits muscles de la main (les thénariens et les interosseux) qui se trouvent gênés dans leur action à cause précisément de l'impotence des extenseurs.

Les conceptions qui présidèrent à l'adaptation des appareils orthopédiques pour paralysie radiale ont nécessairement varié depuis le début de la guerre, et quoique tous les problèmes ne soient pas encore résolus, on peut dire que de très grands progrès ont été réalisés dans ce sens.

Ainsi la première idée fut de soulever le poignet afin d'empêcher les attitudes vicieuses et rendre de la force aux fléchisseurs des doigts pour permettre une préhension énergique de la main. Les appareils de soutien, rigides, ont paru les meilleurs à ce point de vue.

On s'est aperçu ensuite de la nécessité de déterminer aussi l'extension des doigts et pour que cette extension ne soit pas trop excessive ni permanente, on a réalisé la séparation des deux mécanismes, le même ressort ne devant pas servir à étendre à la fois la main et les doigts.

Il fut également reconnu comme indispensable d'obtenir l'abduction du pouce dont la rétraction en flexion dans la paume de la main compromettait gravement la préhension efficace des doigts.

D'une manière générale, pour faciliter l'usage de la main, on s'est trouvé obligé de renoncer aux appareils rigides et de recourir aux appareils mobiles, à force élastique.

D'autre part, un grand nombre d'appareils ne pouvaient convenir à l'ouvrier exécutant des travaux de force, soit parce qu'ils n'étaient pas assez résistants pour le maniement des objets lourds, des instruments pesants, soit que trop compliqués, ils fatiguaient le malade, et fort souvent l'homme, pour travailler, déposait son appareil jugé ainsi inutile et encombrant.

Les examens minutieux et répétés des malades appareillés et les propres observations de ceux-ci servirent à se rendre compte qu'au moment de la restauration certains appareils, excellents jusqu'alors, devenaient inadéquats. Les différents muscles innervés par le radial récupérant leur motilité les uns après les autres et non simultanément, certains se trouvaient contrariés dans leurs timides efforts et d'autres pas assez soutenus dans leur faiblesse.

On eut alors en vue la construction de deux espèces d'appareils : les uns plus forts et plus compliqués à l'usage des paralysies définitives, d'autres plus souples et plus mobiles, appareils dits de rééducation, destinés aux lésions du radial en voie de réparation. Cette dernière conception non plus ne résista à une critique sévère et raisonnée des faits.

Nous croyons que l'on peut actuellement se tenir avec justesse à la distinction faite par Chiray et Dagnan-Bouveret (1) :

« 1° Appareils à grande résistance et appareils à butoir, à employer pour les *travaux de force* aussi bien dans les paralysies définitives que dans les paralysies curables, depuis le début de la réparation jusqu'à guérison presque complète ;

« 2° Appareils de résistance faible et de mobilité très complète, destinés à la *vie courante* et aux travaux n'exigeant pas un grand déploiement de force dans les fléchisseurs ;

« 3° Appareils de rééducation proprement dits adaptés à l'exercice des muscles où réapparaissent des contractions volontaires et qui sont un moyen de réaliser la mécanothérapie continue. »

Ces derniers appareils d'ailleurs ne diffèrent pas de ceux de la seconde catégorie ni par leur forme ni par la disposition de leurs différents tracteurs. On ne peut en décrire des types

(1) M. Chiray et J. Dagnan-Bouveret. La prothèse fonctionnelle des paralysies et des contractures. Paris, 1919. A. Maloine et fils, éditeurs.

bien définis, ils doivent être fabriqués pour le malade suivant les conseils du médecin qui dirige le traitement et qui doit indiquer les modifications à apporter dans la force des tracteurs et dans leur disposition.

En effet, une paralysie radiale en voie de restauration est devenue une paralysie incomplète, partielle, on ne peut lui appliquer un instrument destiné à suppléer à tous les mouvements de la main rendus impossibles par une paralysie radiale complète.

Certains muscles restaurés doivent être laissés libres d'agir, il faut aider au contraire ceux qui sont paralysés ou encore très faibles en suivant pas à pas la régénération fonctionnelle.

Donc, pour nous résumer, un paralysé du radial devra employer s'il s'agit d'un manœuvre, pendant ses heures de travail, un appareil solide permettant surtout la préhension énergique d'objets lourds.

« Mais *en dehors des heures de travail,* dans la vie courante et au cours des exercices que comporte un traitement bien conduit il importe avant tout pour faciliter et hâter la guérison, d'utiliser les petites contractions qui s'ébauchent dans les extenseurs. C'est alors qu'intervient l'appareil de faible résistance, *dont le rôle consiste en quelque sorte à réaliser une mécanothérapie continue* » (Chiray et Dagnan-Bouveret p. 69).

Cette dernière sorte d'apppareils convient également à l'homme de bureau, en ayant soin de les construire de façon à permettre l'écriture et le dessin.

Quelles que soient la forme et la destination de l'appareil, il est certains principes généraux dont il ne faut pas se départir.

En ce qui concerne l'extension de la main, l'effort correctif ne doit pas être excessif, la surextension engendrant au bout de peu de temps une grande fatigue.

Il faut que la main se trouve maintenue dans le prolongement de l'avant-bras, en très légère extension ; c'est d'ailleurs la position optima pour permettre une bonne préhension de la main.

Les points d'appui que prennent les appareils, à cet effet, méritent d'être pris en considération.

« A la main, c'est en général près de l'extrémité antérieure des quatre derniers métacarpiens et en avant de l'insertion du pouce que se fait l'appui soit au moyen d'une courroie, soit plutôt par un anneau métallique aplati, large et recouvert de cuir ou de drap afin de ne pas blesser ni fatiguer la main. Pour la même raison une large surface d'application paraît désirable pour la fixation de l'appareil à l'avant-bras... Il est préférable de fixer les ressorts extérieurs sur un large bracelet de cuir et ce dispositif est adopté d'ailleurs par la plupart des auteurs » (Chiray et Dagnan-Bouveret).

Cette extension de la main facile à obtenir au repos et pendant des mouvements de flexion peu énergiques de la main, n'est plus maintenue lors des efforts vigoureux de préhension. Le poignet capote et la main fléchie n'est plus rappelée à l'extension; l'appareil présente ainsi « un point mort » selon la remarque de J. Froment.

Or, le rappel de la main doit se faire spontanément et avec douceur, de là, la nécessité d'un *butoir* qui arrête la main dans une position utile.

Le problème de l'extension de la première phalange des quatre derniers doigts a été diversement interprété. Certains appareils l'ont totalement négligé, d'autres l'ont visé uniquement aux dépens de l'extension du poignet.

En réalité, comme le fait remarquer Froment qui rapporte la conclusion d'un blessé observateur, un bon appareil doit réaliser le redressement prothétique dans la proportion suivante: *deux tiers pour le poignet, un tiers pour les doigts* (1).

« Le mieux est d'adopter un dispositif qui permet à volonté de réaliser ou de ne pas réaliser l'extension des doigts. Il a l'avantage d'alléger l'appareil, d'encombrer au minimum le dos de la main et d'éviter toutes les fois qu'il sera possible la fatigue résultant de l'extension continue des doigts » (Froment).

(1) J. Froment. Les Appareils de prothèse pour paralysie radiale. 2e rapport à la commission d'étude de l'orthopédie. *Revue neurologique*, novembre-décembre 1916, p. 599.

En tous les cas « il est indispensable d'obtenir l'extension de la main et celle des doigts par des tracteurs distincts » (Chiray et Dagnan-Bouveret) de crainte de réaliser une hyperextension fatigante et même dangereuse des premières phalanges, le ressort pour le redressement du poignet devant avoir une assez grande force.

Le mode d'attache des ressorts à la première phalange doit être compris de manière à éviter toute blessure et toute offense des parties molles.

Pour ce qui est de l'abduction et de l'extension du pouce, il résulterait des expériences des différents auteurs qu'il y a avantage à ce que l'anneau du tracteur du pouce porte sur la base de sa deuxième phalange.

Le nerf radial tient en outre sous sa dépendance les mouvements de latéralité du poignet et ceux de supination de la main. Y a-t-il avantage à outiller les appareils de dispositifs permettant de réaliser ces deux ordres de mouvements ?

Alors que certains auteurs parmi lesquels Chiray et Dagnan-Bouveret sont affirmatifs, Froment est beaucoup moins catégorique.

« Pour la supination il n'est pas toujours besoin d'un dispositif spécial, tout dépend du type de l'appareil, il faut simplement veiller à ce qu'il ne se déplace pas dans les mouvements de pronation et de supination. Mais à la phase de restauration de la paralysie, pour favoriser les premiers mouvements de supination, il y a avantage à adopter un dispositif analogue à celui des appareils de Chiray et Dagnan-Bouveret, de David et Cateau » (Froment).

Quant au dispositif permettant des mouvements de latéralité, Froment le juge nettement néfaste « car il ne peut avoir qu'une action, c'est de permettre à la main de se déjeter sur le bord cubital (1) ».

Donc, il n'est pas utile, il serait même nuisible de laisser du

(1) J. Froment (au nom de la commission nommée par la Société de Neurologie pour l'étude des appareils de prothèse nerveuse). L'abduction radiale et cubitale de la main dans la paralysie radiale. *Revue neurologique*, mai-juin 1918, p. 498.

jeu à l'appareil sous prétexte de permettre l'exécution de mouvements de latéralité. Toutefois la butée que l'on établira pour éviter ce déjettement de la main en adduction, plus prononcé pendant la flexion du poignet, ne devra pas consister en une tige métallique rigide longeant le bord cubital de la main, car ce procédé gêne l'écriture et le dessin.

Voyons maintenant très succinctement quelques-uns de ces

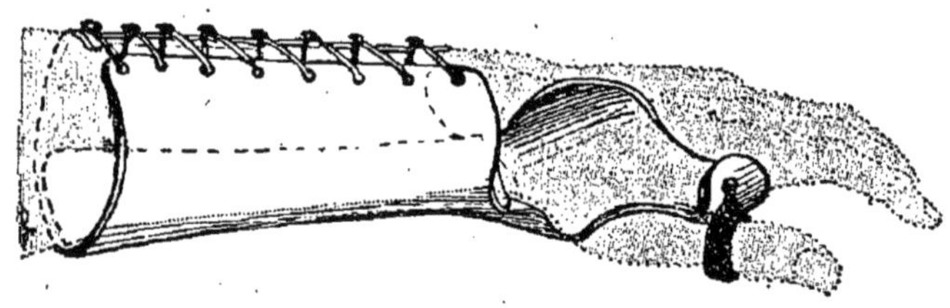

Fig. 31. — Appareil de Henry Meige. Bracelet de cuir soutenant une gouttière d'aluminium où repose la main horizontalement et permettant la flexion des doigts. Le pouce est soutenu par une bague de cuir.

appareils que pour la commodité de la description et d'une façon toute schématique on peut répartir en appareils de soutien, appareils à butoir, appareils de rééducation.

1° **Les appareils rigides de soutien** ont leur utilité au début des paralysies radiales traumatiques, lorsque la plaie n'est pas encore cicatrisée, pour éviter la chute de la main et les déformations articulaires du poignet. Ces appareils sont également indiqués lorsque survient la contracture des fléchisseurs. Parmi les appareils rigides, les meilleurs sont ceux imaginés par M. Henry Meige.

Un premier modèle se compose d'une gouttière en aluminium qui, emboitant la face palmaire de l'avant-bras, se prolonge sur la paume de la main par une sorte de cuilleré pousant exactement sa forme. Cette cuiller se recourbe légèrement sur le bord interne du métacarpe et d'autre part présente un crochet qui prend place entre le pouce et l'index.

L'appareil est enveloppé d'une gaine de cuir et il est fixé à l'avant-bras par un long bracelet maintenu à l'aide d'un lacet passant dans des œillets ou des crochets. Le malade peut facilement poser ou déposer son appareil qui est en outre très peu apparent (fig. 31).

Ce même appareil peut être modifié en vue de corriger les raideurs du poignet, en ajoutant une sorte d'articulation reliant la gouttière de l'avant-bras et la cuiller palmaire, permettant ainsi de graduer l'inclinaison de la main et de maintenir celle-ci dans la position voulue (fig. 32).

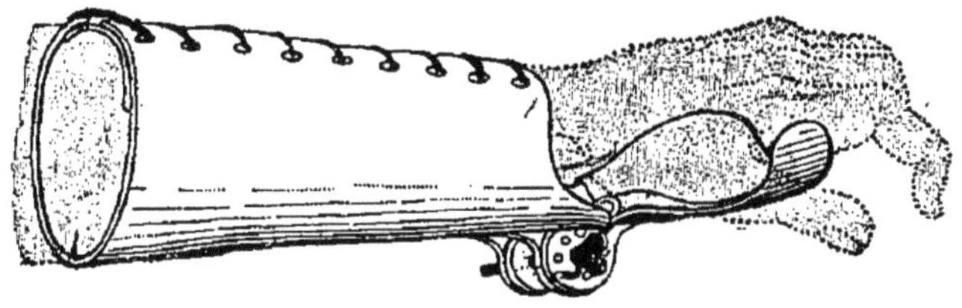

Fig. 32. — Appareil articulé de soutien pour paralysie radiale, permettant de varier l'inclinaison de la main sur l'avant-bras (Henry Meige).

2° **Les appareils à butoir** permettant une préhension énergique de la main, sans capotage de celle-ci et dont quelques-uns peuvent être employés par les ouvriers pour les travaux de force.

Appareil à bouton palmaire de Henry Meige (fig. 33 et 34). Il se compose d'une gouttière métallique fixée au tiers inférieur de l'avant-bras par un bracelet de cuir. Au bord carpien de la gouttière est fixé un fil de fer légèrement cintré terminé par un bouton capitonné qui vient se placer dans le creux de la main.

Le fil de fer est assez rigide pour supporter le poids de la main et corriger son attitude tombante, il permet même au blessé de soulever des objets pesants en évitant le « capotage » de la main. Il a également le grand avantage de permettre la flexion complète des doigts et l'adduction du pouce.

On peut le faire aussi résistant qu'il est besoin, et alors il rend les plus grands services aux manouvriers. C'est aussi l'appareil le plus utile pour l'écriture. Enfin il est presque inapparent et d'une fabrication aisée, très peu coûteuse.

Le bouton palmaire peut être rendu indépendant du bracelet, ce qui permet de fabriquer à l'avance ces deux pièces et de les adapter isolément suivant le volume et les dimensions de la main et de l'avant-bras du blessé.

Pour corriger la paralysie des extenseurs et du long abducteur du pouce, cet appareil ainsi que les précédents peuvent

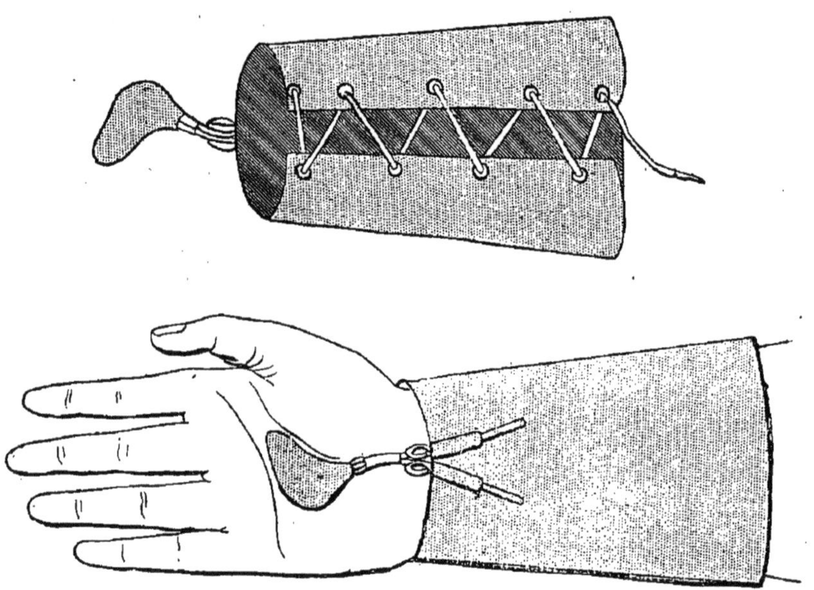

Fig. 33 et 34. — Appareil pour paralysie radiale, à bouton palmaire (type Meige).

porter une bague de cuir fixée à un ressort à boudin, destinée à écarter le pouce.

Appareil de Froment et Muller qui peut être bloqué, la main restant en légère hyperextension pour permettre la préhension d'objets pesants; c'est un bon appareil de travail.

Les butées qui empêchent le capotage de la main sont dissimulées sur les côtés du poignet dans des articulations latérales unissant la tige métallique fixée sur la manchette avec la tige métallique longeant le bord latéral de la main (fig. 35 et 36).

Dans un deuxième type d'appareil MM. Froment et Muller

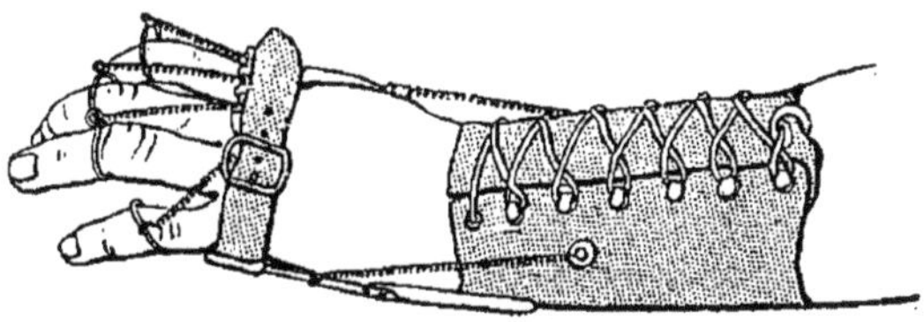

Fig. 35. — Appareil de Froment et Muller.

ont employé un butoir dont la position peut être modifiée à volonté par le malade suivant ses besoins.

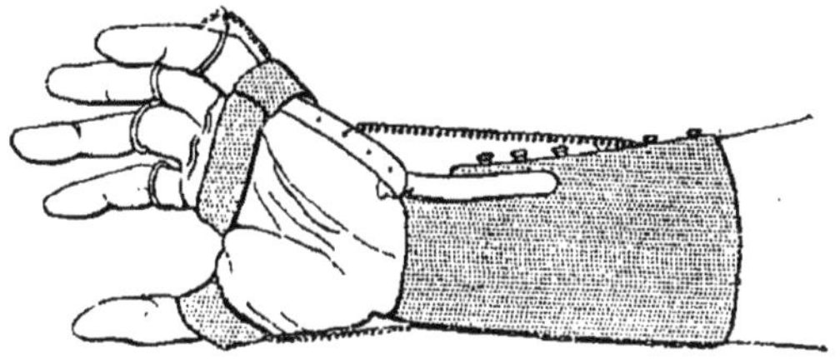

Fig. 36. — Le même vu par la face inférieure.

Appareils de Jean Camus, David et Cateau dits appareils du Grand Palais. Le plus typique d'entre eux présente un système de bloquage sur la face dorsale de la main. Cette butée est réglable à volonté au moyen d'un écrou vissé à l'extrémité d'une tige d'acier rigide réunissant la manchette antibrachiale à la plaque dorsale de la main. Cette tige s'ajoute au dispositif d'extension de la main qui est composé d'un ressort d'acier plat doublé par un ressort à boudin.

En plus de cette ingénieuse disposition cet appareil est remarquable par la manière dont il réalise l'extension des doigts. La première phalange des doigts est entourée par des anneaux métalliques qui se trouvent suspendus chacun par un fil d'acier rigide monté sur une charnière et dont la partie courbe s'accroche à un ressort à boudin. De sorte que l'effort correctif du ressort redresseur demeure très souple et s'adapte aux divers temps de la flexion (Froment).

« Ce détail de construction de l'appareil de David et Cateau satisfait à un des principes physiologiques essentiels de la prothèse et le plus généralement négligé. Ce principe est

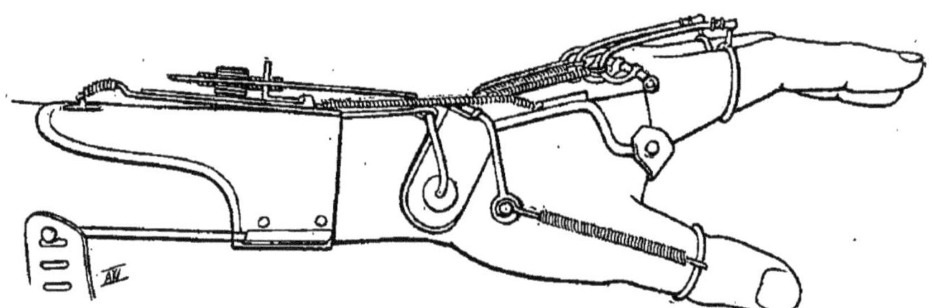

Fig. 37. — Appareil de Jean Camus, David et Cateau (appareil en place).

l'adaptation des résistances mécaniques à la force variable des contractions musculaires antagonistes au cours des mouvements » (Chiray et Dagnan-Bouveret).

Autre détail intéressant de cet appareil : la plaque car-

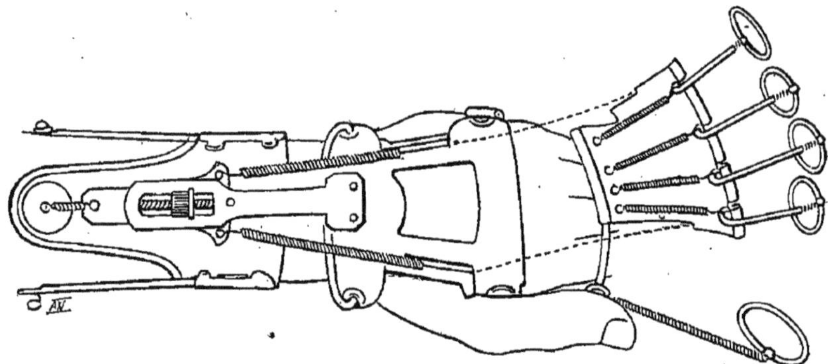

Fig. 38. — Le même, montrant sa plaque carpienne amovible et la butée dorsale qu'on peut régler à volonté (d'après Chiray et Dagnan-Bouveret).

pienne portant les anneaux digitaux est amovible et peut être supprimée lorsqu'on n'a besoin que de l'extension du poignet (fig. 37 et 38).

3° **Les appareils de rééducation** comprennent surtout les appareils à force élastique, à mobilité complète, destinés à l'homme de bureau n'ayant pas à réaliser de grands efforts et comme instruments de rééducation pour tous les blessés du radial en général, notamment au cours de la restauration nerveuse.

Quelques-uns d'entre eux sont munis de butoir pour empêcher la chute de la main au cours des efforts de préhension. Inversement quelques-uns des appareils décrits précédemment peuvent parfaitement servir comme appareils de rééducation.

Ces appareils sont très nombreux, nous n'allons mentionner, fort brièvement du reste, que trois d'entre eux, celui de Souques, Mégevand et Donnat, celui de Dagnan-Bouveret et celui de Chiray et Rampont.

L'appareil de Souques, Mégevand et Donnat se compose d'un bracelet en cuir, doublé de peau de chamois,

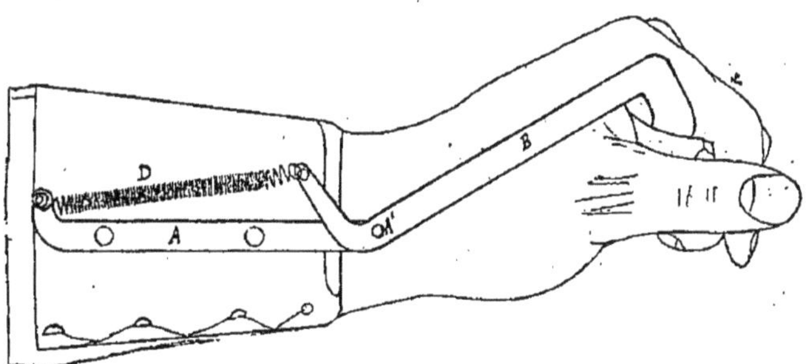

Fig. 39. — Appareil de Souques, Mégevand et Donnat (appareil au repos).

entourant l'extrémité inférieure de l'avant-bras et se laçant sur sa face antérieure.. Sur chaque côté du bracelet, est fixée une tige en fer qui s'articule avec une autre tige en fer coudée qui au niveau de la paume de la main se soude en arc avec celle du côté opposé. L'articulation des deux tiges se fait au niveau du poignet et dans le même sens que cette jointure. Ainsi des mouvemements successifs de flexion volontaire et d'extension mécanique peuvent se faire librement (fig. 39 et 40).

Cet appareil n'a pas de point mort, le rappel de la main à la fin de la flexion se fait avec une grande douceur; il ne réalise que l'extension de la main et non celle des doigts.

Les auteurs conseillent surtout de l'employer pour la

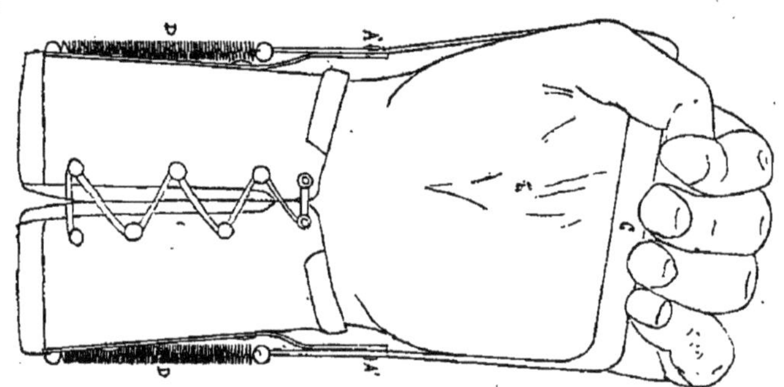

Fig. 40. — Le même vu par sa face antérieure.

rééducation, en faisant faire au blessé muni de son appareil, plusieurs fois par jour, des séances de mouvements alternatifs de flexion et d'extension.

Appareil de Dagnan-Bouveret du Centre neuro-

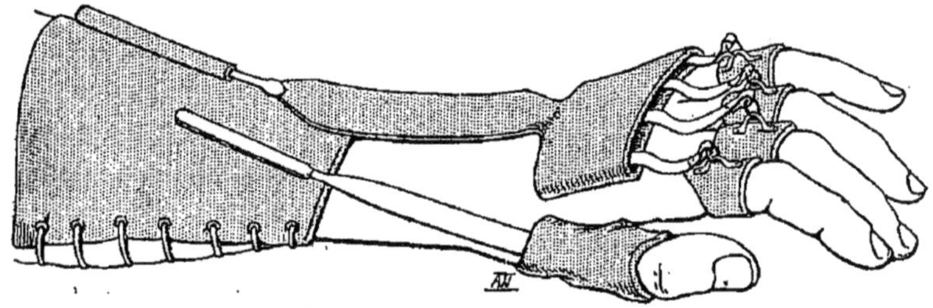

Fig. 41. — Appareil de Dagnan-Bouveret (appareil en place).

logique de Rennes (1). — Dans cet appareil l'auteur s'est efforcé de conserver aussi complètement que possible la

(1) Chiray et Dagnan-Bouveret. *Loco citato*, p. 102 et p. 108.

mobilité de la main et en particulier les mouvements de pronation et supination (fig. 41).

« Cet appareil doit être ajusté avec beaucoup de soin sur la main du blessé et en quelque sorte « fait sur mesure ». La

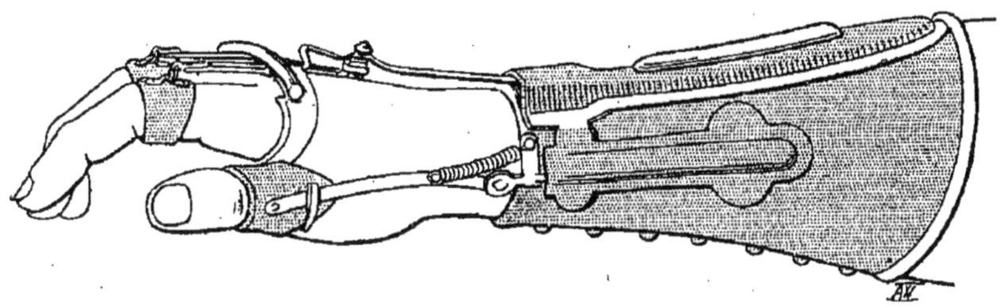

Fig. 42. — Appareil de Chiray-Rampont (appareil vu en place).

longueur des ressorts, leur force qui est déterminée par leur largeur doivent varier suivant les mains, la profession du

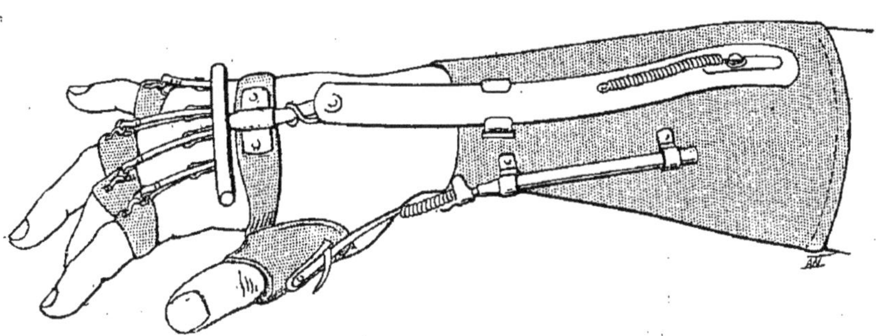

Fig. 43. — Le même vu par sa face dorsale.

blessé, la nature du travail qu'il exécute, le poids des objets qu'il doit soulever. »

Appareil de Chiray et Rampont[1]. — Cet appareil possède un dispositif pour empêcher le capotage de la main. L'articulation de la lame de relèvement avec la pièce qui

(1) Chiray et Dagnan-Bouveret. p. 102 et p. 108.

porte le mécanisme d'extension des doigts permet les mouvements de latéralité de la main sur l'avant-bras (fig. 42 et 43).

Ce dispositif d'extension des doigts est compris de manière à permettre la flexion complète des doigts sans efforts trop

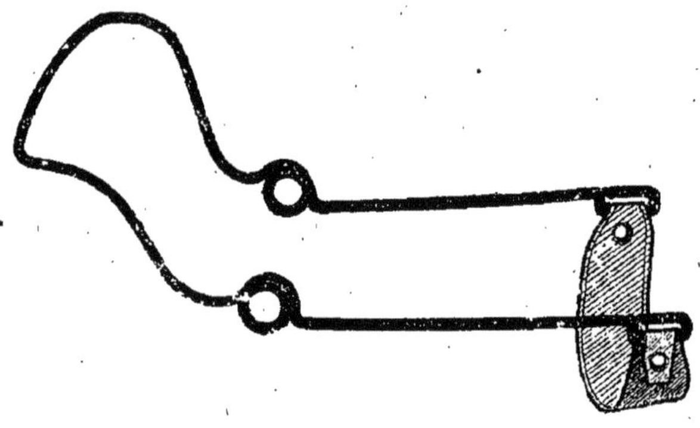

Fig. 44. — Appareil de Privat et Belot.

considérables et assurer le relèvement ultérieur sans brusquerie.

Le dispositif spécial du pouce est remarquable en ce sens

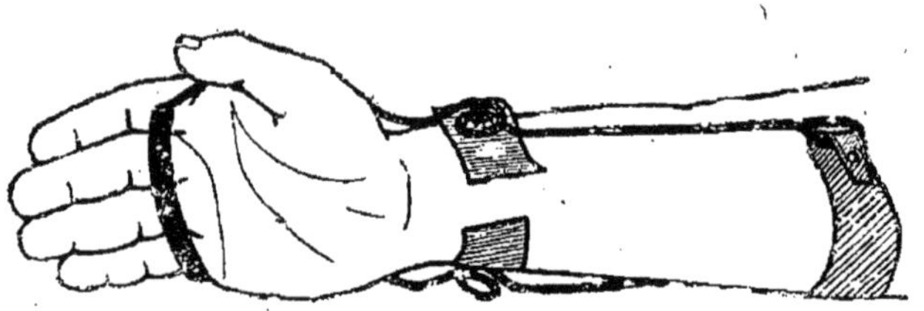

Fig. 45. — Le même appareil, en place.

qu'il permet le double mouvement d'extension et d'abduction du pouce.

Parmi les autres appareils à force élastique citons ceux de Duchenne de Boulogne, de Sollier, de Lavigne, de M. et Mme Dejerine, de Cestan, de Ripert, de Privat et Belot (fig. 44 et 45), de Pierre Robin, de Pozzi, d'Estor, d'André Léri et Dagnan-Bouveret (fig. 46), de Mouchet et Anceau, de Villaret, etc.

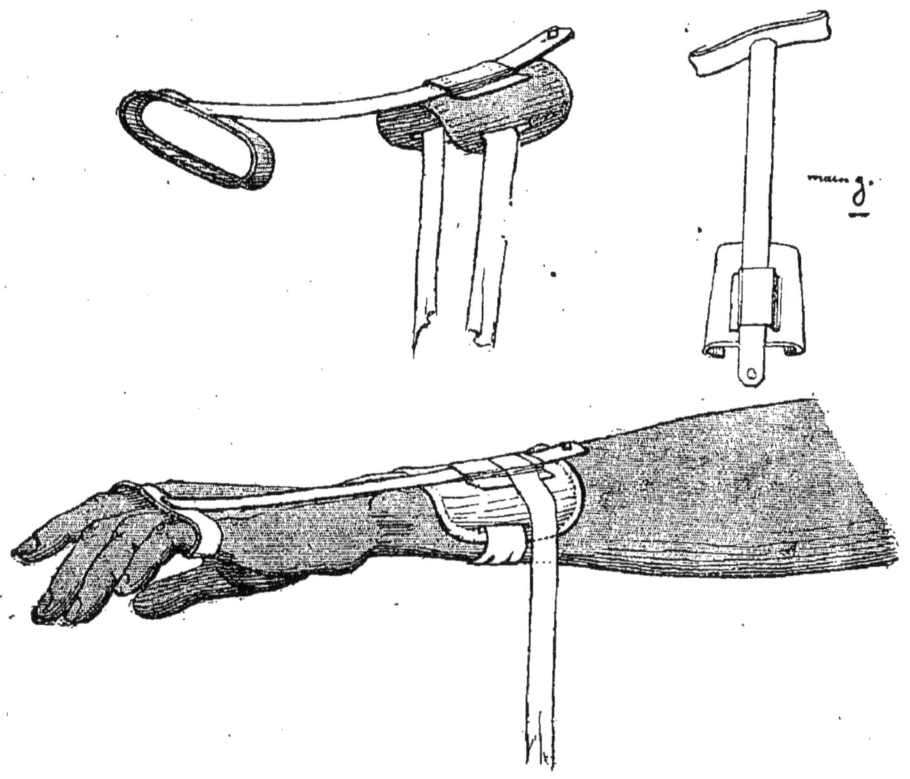

Fig. 46. — Appareil de Léri et Dagnan-Bouveret.

Paralysie du nerf médian.

La prothèse fonctionnelle de cette paralysie comporte un premier problème capital : remédier au manque des mouvements d'opposition du pouce et deux autres importants mais moins faciles à réaliser : remédier au défaut de flexion des deux dernières phalanges de l'index et de la dernière phalange du pouce.

La prothèse ne doit d'ailleurs s'appliquer que dans les cas de paralysie du médian non douloureuse et dans ceux où les muscles court abducteur et opposant du pouce sont totalement paralysés ; les effets ne sont d'ailleurs que partiels, notamment lorsqu'il y a de trop gros troubles de la sensibilité.

Appareil de Froment et Wehrlin. — C'est pour remédier à l'incapacité d'opposer le pouce aux autres doigts que MM. J. Froment et Wehrlin ont imaginé l'appareil suivant qui répond fort bien à son but et qui est très simple.

Il se compose d'un bracelet en cuir entourant le poignet et

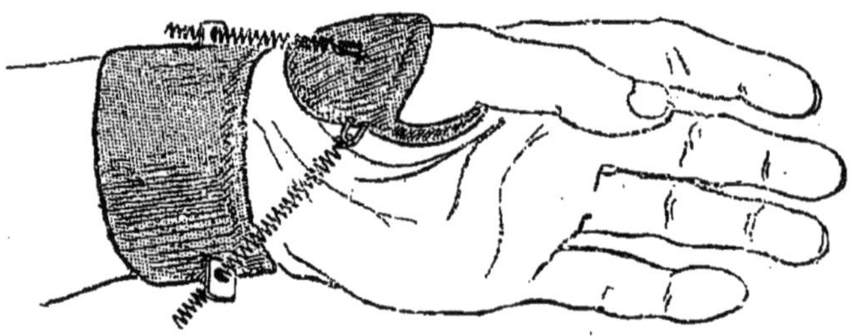

Fig. 47. — Appareil de Froment et Wehrlin. Dessin à demi-schématique. L'insertion antibrachiale du ressort dorsal a été reportée un peu en avant pour qu'elle soit visible dans cette attitude de la main.

d'une bague disposée autour du pouce. Deux ressorts partent de cette bague et viennent se fixer au bracelet. Le premier s'insère au niveau du bord externe de l'articulation métacarpo-phalangienne du pouce, se dirige vers l'os pisiforme et se fixe sur le bord latéral interne. Ce ressort destiné à remplacer le muscle opposant paralysé doit être fortement tendu. Un deuxième ressort s'insère à la face dorsale de l'articulation métacarpo-phalangienne du pouce et d'autre part, à la face dorsale du poignet au voisinage du bord postérieur du radius. Ce dernier ressort joue le rôle d'antagoniste, il ne doit pas être très tendu (1) (fig. 47).

La nécessité des deux ressorts avait déjà été signalée par Duchenne (de Boulogne).

(1) *Revue neurologique*, novembre-décembre 1915, p. 1233.

M. Froment [1] a apporté une modification à cet appareil en ce sens que les ressorts ne s'attachent plus du côté du pouce à la base de sa première phalange mais bien à son extrémité supérieure (fig. 48). Cette disposition permet une extension de la dernière phalange du pouce et donc une opposition plus parfaite et plus efficace.

L'appareil de Froment peut être utilisé à la fois comme appareil de rééducation et comme appareil définitif.

Pour obtenir la flexion de l'index on a proposé : une demi-gouttière dorsale maintenue par un anneau de cuir à la base de ce doigt et qui leur donne une position demi-fléchie, utile à la préhension (Froment) ; un anneau de cuir englobant les deuxièmes phalanges et les extrémités supérieures des troisièmes phalanges de l'index et du médius, les solidarisant de façon que la flexion de la 2e phalange du médius entraîne celle de l'index (Privat et Bellot). Enfin M. Leullier a proposé un appareil ingénieux mais assez complexe, spécialement destiné aux paralysies du médian en voie de restauration et devant être utilisé en raison de son volume plutôt comme appareil mécanothérapique de rééducation que comme appareil de travail.

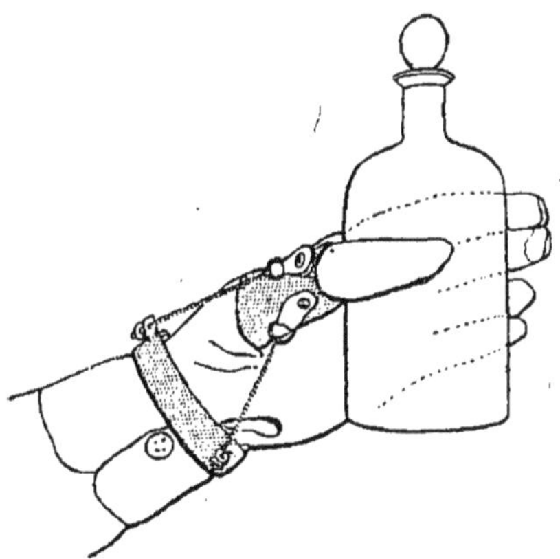

FIG. 48. — Appareil de Froment modifié.

La flexion de la deuxième phalange du pouce, moins importante à obtenir, peut être recherchée en vue d'une meilleure préhension, le pouce légèrement incurvé s'adaptant toujours mieux à l'objet qu'il saisit.

Pour ce faire, Froment a proposé d'adopter sur la bague de cuir sur laquelle se fixent les ressorts opposants un ressort

(1) *Revue neurologique*, juillet 1916, p. 125.

plat coudé et terminé par une palette qui repousse l'extrémité du pouce et le fait fléchir en s'appuyant sur l'ongle.

« Quel est le résultat obtenu par la prothèse du médian et notamment par la prothèse des muscles opposants : on rend au blessé une certaine force, une certaine adresse, on évite les efforts maladroits et inefficaces, on permet l'utilisation et l'adaptation de la main malade, dans une mesure assez faible, mais souvent plus appréciable que l'on ne penserait à première vue, et ceci, non seulement chez les médians purs mais encore chez un certain nombre de cubito-médians...

« Nous avons pu d'ailleurs établir, à l'aide de la méthode ergographique de Camus et Nepper, que ce résultat n'était pas illusoire, mais qu'il était objectivement très appréciable sur les tracés comparatifs de préhension (attitude de la pince) pris main nue et main appareillée (1) » (Froment).

Paralysies cubitales.

La paralysie des muscles tributaires du nerf cubital et notamment des interosseux n'est vraiment gênante pour la préhension, qu'en tant que provocatrice de la déformation appelée *griffe cubitale,* qui tantôt n'intéresse que les deux derniers doigts, tantôt au contraire elle envahit également le médius, l'index, voire même le pouce, selon un processus bien expliqué par Jeanne de Rouen. C'est donc contre la griffe cubitale qu'ont été réalisés les différents essais de prothèse.

Parmi les différents appareils on peut distinguer ceux ayant pour but la correction des griffes souples et ceux tendant à corriger les griffes moyennement serrées et les griffes serrées.

Ajoutons que la prothèse est contre-indiquée en cas de griffe irréductible avec rétractions tendineuses très prononcées et lésions articulaires.

Contre les *griffes souples,* on peut se servir du dispositif de Froment : « en glissant à l'intérieur d'un gant, entre celui-ci

(1) J. FROMENT, loco citato.

et le dos des doigts, de petits ressorts droits de la longueur des doigts, engainés de cuir que l'on peut ou non fixer au gant » (Froment).

Contre les *griffes moyennement serrées,* plusieurs appareils ont été construits parmi lesquels les plus intéressants sont ceux de Pierre Robin, de Chiray, de Gillot (fig. 49).

L'*appareil de Gillot,* imaginé et construit pour lui-même par un blessé atteint de griffe cubitale, a été présenté à la

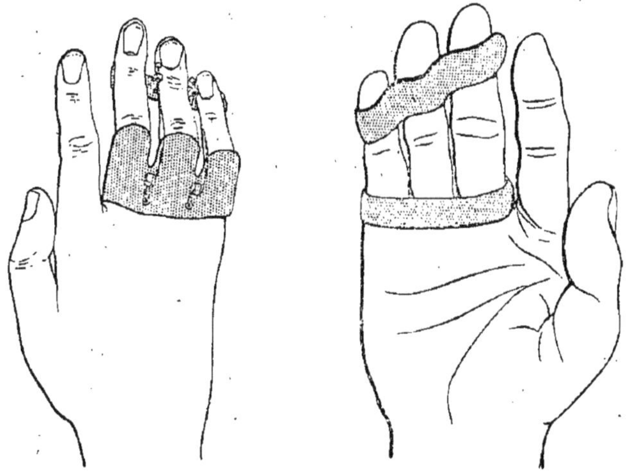

Fig. 49. — L'appareil de Gillot (face dorsale et face palmaire).

Société de Neurologie de Paris par Henry Meige [1] qui le décrit ainsi : « il se compose de deux petites gouttières en aluminium épousant le contour des trois derniers doigts. L'une des gouttières, la plus large, repose sur la face dorsale des premières phalanges. L'autre plus étroite, s'appuie sur les extrémités palmaires des phalangines.

« La gouttière dorsale est maintenue en place par une courroie qui passe sur la face palmaire à la racine des trois derniers doigts. La gouttière palmaire est appliquée sur les phalangines par l'action de deux petits ressorts fixés sur la gouttière

(1) *Revue neurologique*. avril-mai 1917, p. 264-265.

dorsale et qui viennent s'accrocher à deux étroits supports intercalés entre les doigts.

« Grâce à cet ingénieux dispositif, l'extension des phalangines et des phalangettes est obtenue tout en laissant possible la flexion, et l'on peut, suivant les cas, régler la tension exercée par les ressorts. L'appareil est léger, propre, peu encombrant,

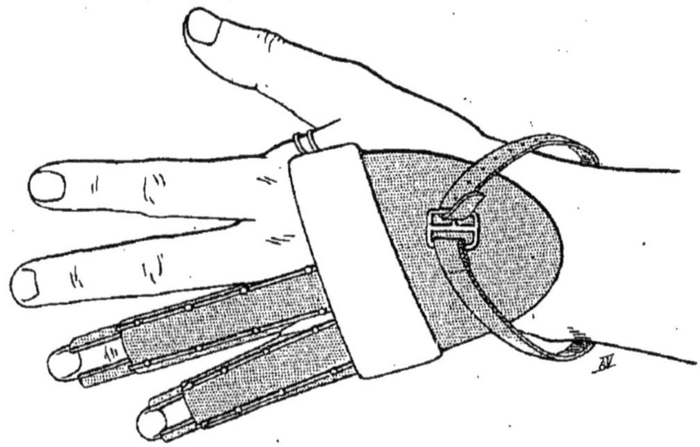

Fig. 50. — Appareil de David et Cateau dit du Grand Palais, pour la réduction des griffes cubitales (d'après Chiray et Dagnan-Bouveret).

facile à mettre ou à retirer. Il permet tous les actes de préhension et combat la tendance qu'ont les griffes cubitales à devenir irréductibles. »

Contre les *griffes serrées* on pourra avoir recours soit à l'*appareil de Chiray*, soit à l'*appareil réducteur de David et Cateau dit du Grand Palais*.

Ce dernier est formé (fig. 50) d'une plaque métallique appliquée sur le dos de la main et maintenue au poignet par une courroie. De cette plaque dorsale partent quatre petites tiges d'acier qui longent les bords latéraux des 4e et 5e doigts, une bague de cuir est fixée à l'extrémité de ces tiges formant ressort et tire sur la troisième phalange des deux derniers doigts. Tout l'appareil est recouvert de cuir.

Un appareil temporaire contre les griffes cubitales, car il ne permet pas la flexion des doigts, convenant particulièrement aux cas où la griffe paraît devoir évoluer vers la rétraction fibreuse, est celui de *Cunéo et Rolland* différent selon qu'il s'applique à une paralysie cubitale avec griffe ou à une main en griffe totale :

« a) *Paralysie cubitale avec griffe.* — L'appareil comprend une attelle antibrachiale maintenant la main en hyperextension. A cette attelle seront fixés deux arceaux. Le premier ventral soutient une série de tracteurs élastiques, devant produire la flexion des 5e, 4e et si cela est utile du 3e doigt (première action des interosseux). Une deuxième série de tracteurs,

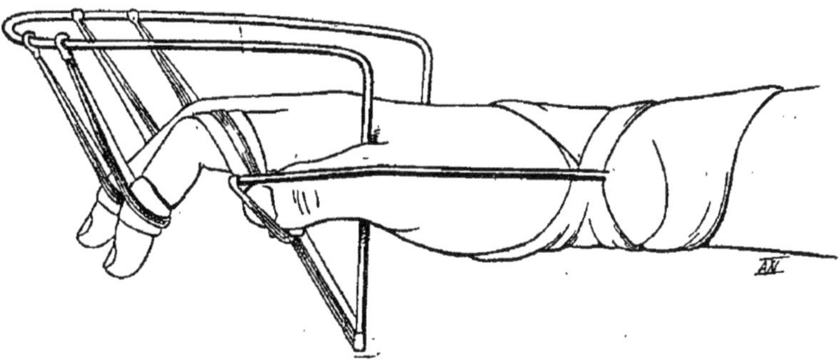

Fig. 51. — Appareil de Cunéo et Rolland pour main en griffe totale.

fixés au second arceau, produira l'extension des 2e et 3e phalanges (deuxième action des interosseux);

« b) *Main en griffe totale* par section du cubital et du médian au poignet. Un appareil analogue mais possédant 8 tracteurs au lieu de 6 et muni d'autre part d'une tige supportant un tracteur spécial pour le pouce remplira toutes les indications (1) » (fig. 51).

Citons enfin l'*appareil de Leullier* qui a un rôle mécanothérapique continu, tendant à venir en aide aux muscles en train de se régénérer. Il permet de réaliser l'adduction, l'abduction et la flexion des doigts.

« Leullier utilise l'extension des deux dernières phalanges du médius pour produire une extension synergique et symétrique dans l'auriculaire et l'annulaire. Il se sert de l'abduction

(1) *Bulletin de la Société de Chirurgie de Paris*, 15 mars 1916 (n° 10).

de l'index pour déclancher le même mouvement dans les deux derniers doigts, le médius étant supposé axial et immobile pendant cette manœuvre. Ainsi le malade, muni de cet appareil, supplée à l'action déficiente des muscles paralysés par un mouvement identique des muscles sains » (Chiray et Dagnan-Bouveret, p. 176).

Paralysies du plexus brachial.

Les paralysies du plexus brachial cliniquement si variées se réduisent au point de vue de la prothèse à trois types principaux :

— Paralysie de tous les muscles fléchisseurs de l'avant-bras et du muscle deltoïde (paralysie type Duchenne-Erb, C^5C^6).

— Paralysie associée des nerfs médian et cubital (paralysie plexuelle inférieure ou paralysie des racines C^8D^1).

— Paralysie des muscles tributaires du radial et du muscle deltoïde (tronc secondaire postérieur).

Des plaies nerveuses différemment combinées peuvent aussi réaliser ces syndromes paralytiques. Ainsi l'atteinte simultanée du radial et du musculo-cutané s'accompagne d'une impossibilité de fléchir le bras, tout comme le syndrome radiculaire supérieur, avec cette différence que le deltoïde est conservé.

La prothèse des paralysies du radial étant déjà exposée et la prothèse des petits muscles de la main et des fléchisseurs des doigts se confondant avec la prothèse de la griffe cubitale précédemment étudiée, il ne nous reste plus à envisager que la prothèse très importante de la flexion de l'avant-bras et ensuite celle de l'abduction du bras pour suppléer aux mouvements du deltoïde.

Contre *les paralysies du plexus brachial supérieur* qui laissent presque intacte la motilité de la main mais la rendent inutilisable à cause de l'extension permanente de l'avant-bras sur le bras, Dagnan-Bouveret a imaginé un appareil très ingénieux pour réaliser une flexion du coude utile, non permanente, à angle variable (fig. 52 et 53).

« Il se compose d'une gouttière brachiale et d'une gouttière antibrachiale, réunies au coude par une double charnière latérale.

« Sur le pivot de chacune de ces charnières et fixé à sa branche supérieure, se trouve un segment de roue dentée. A

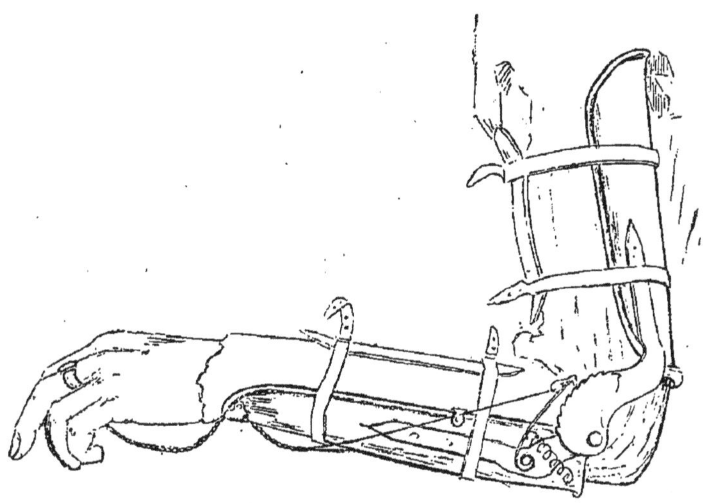

Fig. 52. — Appareil de J. Dagnan-Bouveret. Position de flexion permettant au blessé de se servir de sa main. L'angle de flexion peut varier à volonté, l'avant-bras conservant la position qui lui a été donnée.

la branche inférieure est fixé un chien qui vient mordre sur cette roue et que maintient contre elle un ressort à boudin.

« Du côté opposé au ressort vient s'attacher au chien un fil d'acier qui passe le long de la gouttière antibrachiale et, réuni au fil relié à l'autre chien, se fixe à une chaînette. Celle-ci suit la face palmaire de la main et vient s'attacher à une bague que le blessé porte à l'un des doigts, de préférence l'index ou le médius.

« Lorsqu'aucune traction n'est exercée sur la chaînette, le chien mord sur la roue et l'angle que forment les deux gouttières ne peut être augmenté ; il ne peut varier que dans le sens de la flexion plus grande. Si au contraire on tire sur la chaînette de commande du chien, celui-ci se soulève et l'angle formé par les deux gouttières peut être augmenté jusqu'à ce qu'elles arrivent dans le prolongement l'une de l'autre....

« L'appareil qui se porte sur la chemise ou le chandail, est recouvert par les manches de la veste, en sorte que les seules

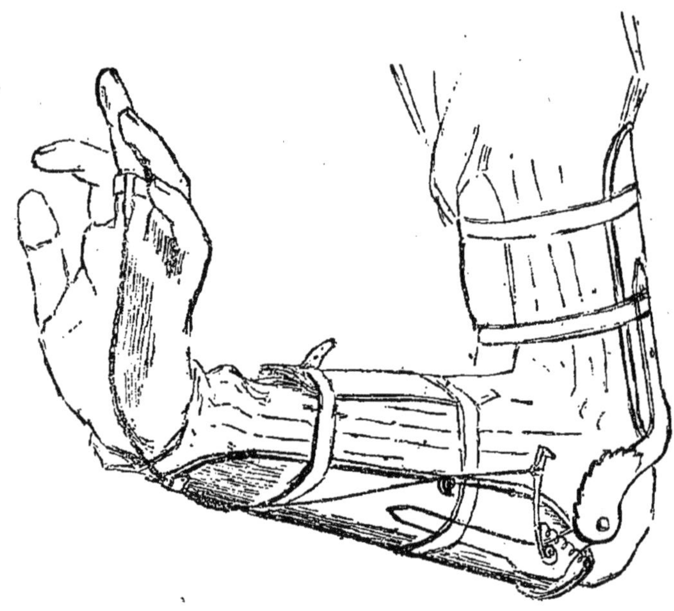

Fig. 53. — Appareil de J. Dagnan-Bouveret. Position de déclanchement. Le chien, soulevé par l'hyperextension de la main se décroche et l'avant-bras, n'étant plus soutenu, se place spontanément en extension sur le bras.

parties apparentes sont la chaînette à la face palmaire de la main et la bague d'aluminium à l'un des doigts.

« La manœuvre de l'appareil est des plus simples : soit avec l'autre main, soit avec la main du côté malade que beaucoup de ces blessés peuvent faire grimper le long de leur vêtement en s'aidant des poches et des boutonnières, l'avant-bras est amené en flexion au degré voulu et automatiquement il conserve cette attitude.

« Puis lorsque le blessé veut étendre l'avant-bras, il lui suffit de placer la main en hyperextension. En exécutant ce mouvement, il tire sur la chaînette, décroche le chien et l'avant-bras retombe (1). »

« Nous nous sommes demandé si cet appareil n'offrait pas quelques inconvénients. On pourrait, en effet, lui reprocher d'immobiliser le membre supérieur, car, au lieu de faire travailler les muscles malades, il les maintient, semble-t-il, dans un repos qui ne facilite pas la restauration des mouvements volontaires. A ceci on peut répondre que l'appareil ne doit pas être porté d'une façon permanente, le malade l'enlevant pour les exercices de mécanothérapie, le massage et le traitement électrique. En outre, nous avons observé qu'au lieu d'entraver l'exercice des muscles atteints, il le favorise. En effet à chaque instant, le malade qui a retrouvé une activité plus complète, est obligé de fléchir, puis d'allonger l'avant-bras et, pour chacun de ces mouvements, il fait travailler les muscles de la flexion et de l'extension. Si, dans un cas de paralysie à la période de récupération motrice, on observe le biceps pendant que le malade fait grimper sa main le long du thorax, on y voit de petites contractions encore insuffisantes pour produire la flexion de l'avant-bras mais utiles à l'hygiène du muscle malade. De même, avec le mouvement d'hyperextension de la main, nécessaire au déclanchement de l'appareil, coïncide une contraction synergique du triceps (Chiray et Dagnan-Bouveret, p. 209-210).

Parmi les autres appareils destinés à suppléer au mouvement de flexion de l'avant-bras citons celui de Leullier qui pour obtenir la flexion de l'avant-bras sur le bras utilise la projection du bras en avant ; l'appareil de Privat et Belot qui consiste surtout en un caoutchouc réunissant l'épaule à l'avant-bras. La force de ce caoutchouc devra varier suivant la profession du sujet.

Contre la *paralysie isolée du circonflexe,* très rare en vérité, les auteurs se sont ingéniés à trouver des appareils qui permettent de suppléer à l'absence d'abduction du bras.

(1) JEAN DAGNAN-BOUVERET. Présentation d'un appareil de prothèse fonctionnelle pour la paralysie du plexus brachial supérieur. *Société de Neurologie,* 6 janvier 1916. *Revue neurologique,* janvier 1916, p. 181.

Parmi les appareils inventés citons : l'appareil de Leullier, de Pierre Robin, de Peyré, tous très ingénieux mais lourds, complexes, car ils doivent soulever des segments de membres très pesants.

Lorsque la paralysie du deltoïde s'associe à d'autres paralysies, celle des fléchisseurs de l'avant-bras ou des muscles tributaires du radial, il est beaucoup plus urgent de corriger ces derniers déficits plutôt que celui de l'abduction du bras, car à coup sûr, la paralysie du deltoïde apparaît moins gênante que les autres et d'autre part elle est beaucoup plus difficile à corriger.

Paralysies du nerf sciatique poplité externe.

Parmi les nerfs du membre inférieur, le sciatique poplité externe et le nerf grand sciatique sont ceux dont les blessures sont les plus fréquentes.

Les troubles de la marche au cours des paralysies du S. P. E. sont très marqués. La prothèse se propose dans ces cas deux buts :

1° Redresser la pointe du pied et supprimer ainsi le steppage ;

2° Corriger l'adduction et la rotation interne du pied dues à la prédominance des muscles du groupe postérieur de la jambe, prédominance qui a pour résultat de faire porter le poids du corps sur le bord externe du pied, d'où douleur et distension des ligaments articulaires avec tendance à l'entorse du pied.

A la phase de régénération d'autres inconvénients apparaissent. Comme nous eûmes maintes fois l'occasion de le signaler, le muscle jambier antérieur récupère sa motilité en tout premier lieu. Un déséquilibre se produit alors dans l'attitude du pied à cause de l'action prédominante de ce muscle ; le pied se tord davantage en adduction, le jambier antérieur n'étant pas seulement un fléchisseur dorsal mais aussi un adducteur.

En outre la voûte plantaire s'affaisse encore plus, le jambier antérieur agissant sur le premier métatarsien, comme l'a montré Duchenne (de Boulogne) en sens inverse du long péronier latéral. De ce fait, la marche se trouve être plus

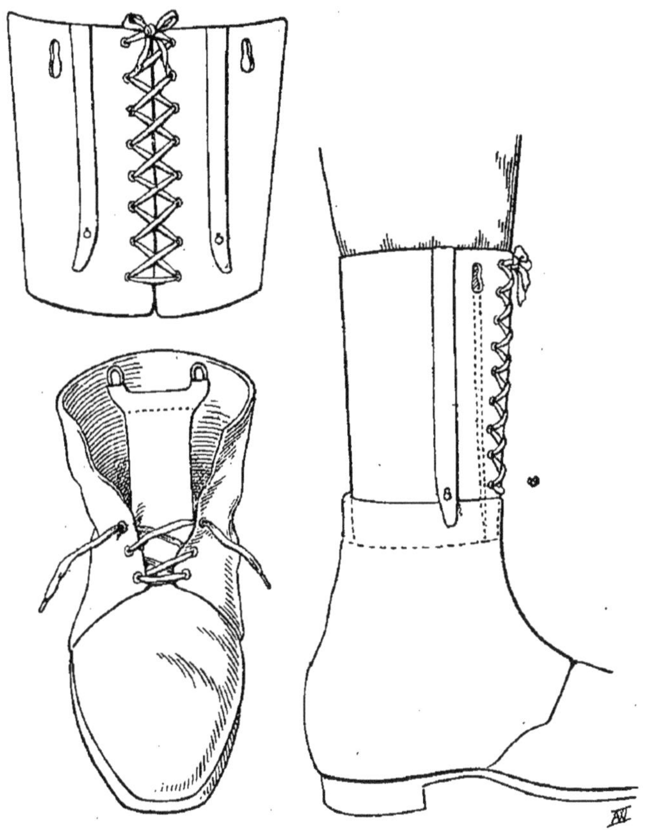

Fig. 54. — Appareil de Claude vu de face et de profil. Le tracteur est constitué par une lame de caoutchouc qui s'accroche par deux anneaux à deux crochets fixés sur une jambière indépendante (d'après Chiray et Dagnan-Bouveret).

douloureuse et plus pénible que lorsque tous les muscles innervés par le S. P. E. sont paralysés.

D'après Chiray et Dagnan-Bouveret les appareils contre les paralysies du S. P. E. fort nombreux, peuvent être divisés selon le procédé prothétique employé en :

1) *Appareils à tracteur unique médian,* tracteur générale-

ment élastique, prenant la place de la patelette de la chaussure. Tels sont les appareils de Nové-Josserand et Sollier, de

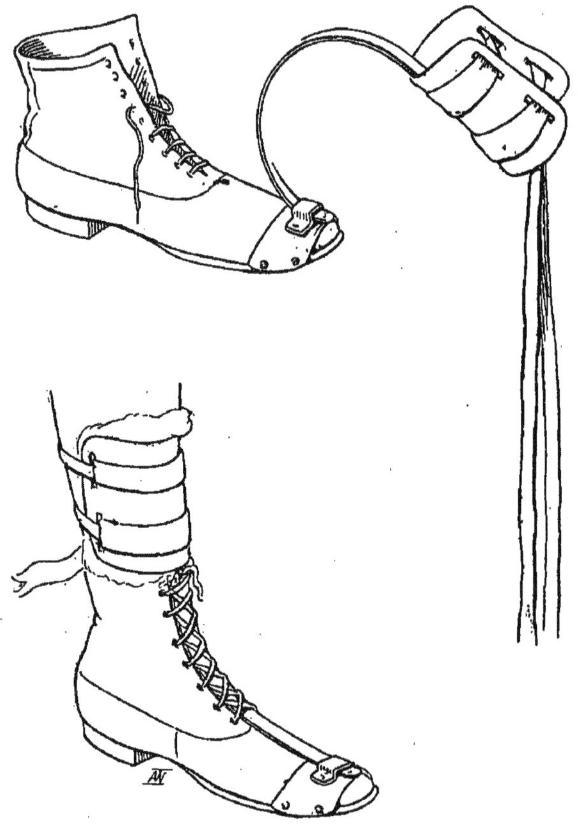

Fig. 55. — Appareil de Léri et Dagnan-Bouveret dont la principale pièce est un ressort d'acier plat fortement incurvé, fixé par son extrémité supérieure à une demi-gouttière en fer-blanc qui entoure la jambe et dont l'extrémité inférieure glisse dans une coulisse fixée à un demi-anneau en tôle vissé à la partie antérieure de la chaussure.

Laquerrière et Bourdinière, de Claude (fig. 54), de Curtillet, de Léri et Dagnan-Bouveret (fig. 55).

2) *Appareils à soulèvement plantaire*, tel que l'appareil de Dubonton qui peut se dissimuler complètement dans la chaussure.

3) *Appareils à ressort postérieur abaisseur du talon* comme l'appareil de Lamy.

4) *Appareils à tracteur latéral externe,* tels que l'appareil de Pitres, l'appareil de David et Cateau dit du Grand Palais (fig. 56) l'appareil de Hendrix (fig. 57). Ce dernier appareil possède une tige montante le long du côté externe de la jambe.

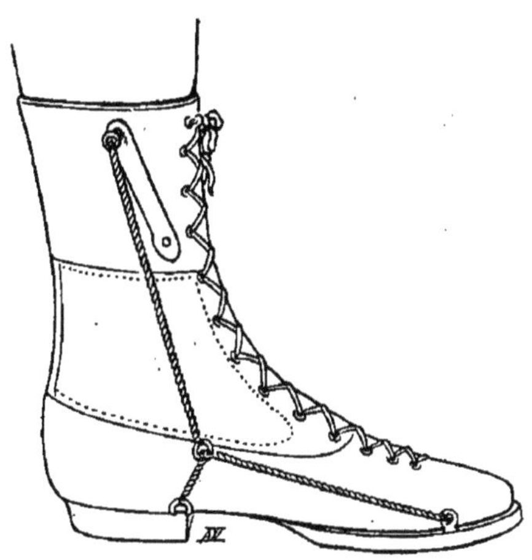

Fig. 56. — Appareil du Grand Palais (David et Cateau). Le tracteur est formé par un système de ressorts à boudin s'appliquant a la face externe d'une chaussure à contrefort renforcé et à tige exhaussée sur laquelle se fixent des crochets auxquels s'attache le tracteur.

Il est amovible parce que la branche horizontale de l'étrier est logée dans une boîte placée dans le talon et maintenue par une vis de callage. Il sert contre la paralysie du S. P. Ext. lorsque l'articulation du cou-de-pied n'est pas bloquée.

5) *Appareils à tracteur bilatéral* comme l'appareil de Ripert.

6) *Appareils à soutien bilatéral* tels que : l'appareil de Robin, l'appareil de Chiray (fig. 58 et 59) léger et peu visible, l'appareil de Souques, Mégevand et Donnet (fig. 60 et 61). Dans ce dernier appareil les deux ressorts latéraux qui forment la partie principale de l'appareil communiquent au pied, lorsque celui-ci quitte le sol, un mouvement de flexion.

En le fléchissant sur la jambe, ils le maintiennent cependant en très bonne position sans lui communiquer de faux mouvements de rotation et de distorsion. Le demi-anneau de la partie supérieure s'applique simplement contre le mollet et ne provoque qu'une compression légère [1].

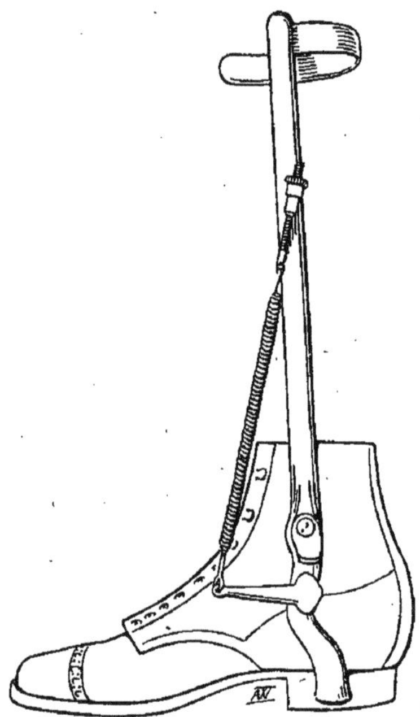

FIG. 57. — Appareil de Hendrix.

Cet appareil corrige remarquablement bien les pieds tombants, il est robuste, peu coûteux et très peu visible.

L'appareil de J. Privat et J. Belot [2], très simple, se compose d'un ressort en fil d'acier, fixé sous la semelle et d'une bande de cuir que l'on serre derrière le mollet pour assurer la tension du ressort (fig. 62).

1° *Appareils à traction discontinue* dont le plus important et un des premiers construits est l'appareil à baudrier de Henry Meige. Cet appareil semble particulièrement indiqué dans les

(1) *Revue neurologique*, novembre-décembre 1915, p. 1253.
(2) *Revue neurologique*, juillet 1916, p. 120.

cas où il existe une sensibilité extrême ou une blessure douloureuse du mollet et aussi à la période de restauration motrice alors qu'il y a intérêt à ne pas remplacer complètement l'effort des muscles en voie de régénération.

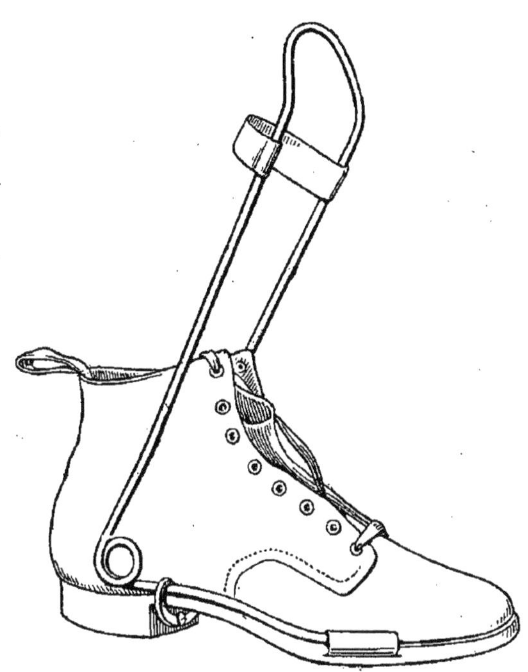

Fig. 58. — Appareil de Chiray formé par un ressort d'acier dur, se recourbant en spirale en arrière des malléoles et prenant en dessous la semelle du soulier (d'après Chiray et Dagnan-Bouveret).

Le principe de cet appareil est le suivant : le relèvement du pied malade s'obtient par une traction partant de l'épaule du côté opposé, au moyen d'un baudrier placé en sautoir qui se prolonge en bas par une jarretelle élastique attachée à la semelle de la chaussure du pied paralysé (fig. 63 et 64).

S'il s'agit d'une paralysie de tous les muscles de la jambe l'attache inférieure se fait par deux cordelettes fixées de chaque côté de la semelle ou par l'intermédiaire d'un étrier.

Lorsqu'on a affaire àune paralysie des muscles du groupe

antéro-externe, une seule attache suffit sur le bord externe de la chaussure.

D'une façon générale, afin d'assurer la bonne application

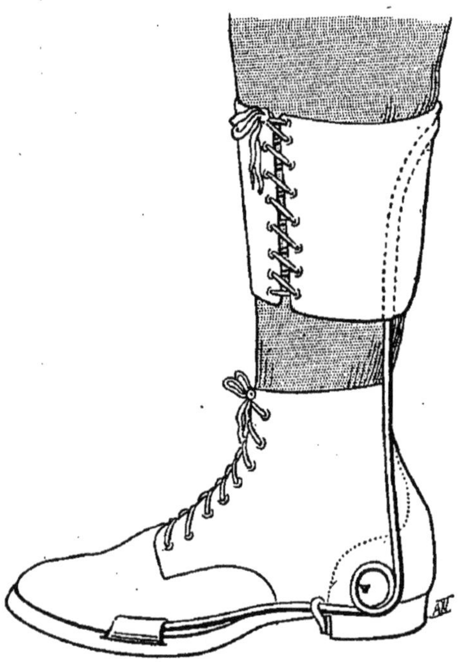

Fig. 59. — Appareil de Chiray mis en place. La partie supérieure de l'appareil est soigneusement gainée et doublée de façon à éviter au mollet toute compression (d'après Chiray et Dagnan-Bouveret).

du pied sur le sol, il convient de surélever le bord externe de la chaussure, au moyen d'une lame de cuir taillée en biseau, ayant environ 1 centimètre d'épaisseur.

Cette surélévation de la semelle est quelquefois suffisante, à elle seule, pour corriger la défectuosité de la marche, lorsque le pied n'est pas très tombant. Elle reste nécessaire pendant assez longtemps, même après l'abandon des appareils redresseurs.

Un autre appareil basé sur le principe de la traction discontinue est celui de Paramelle.

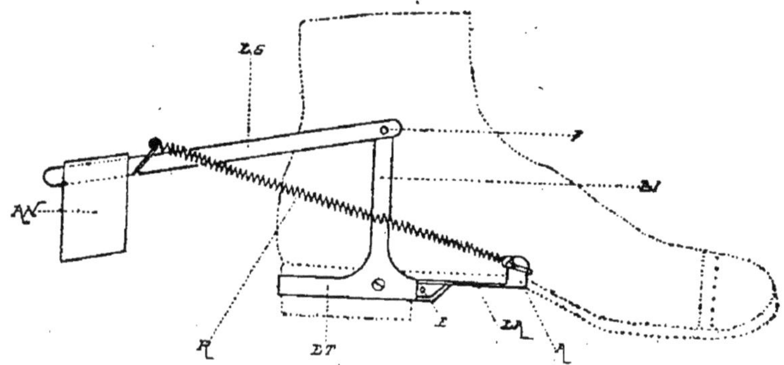

FIG. 60. — Appareil de Souques, Mégevand et Donnet (appareil prêt à mettre au pied).

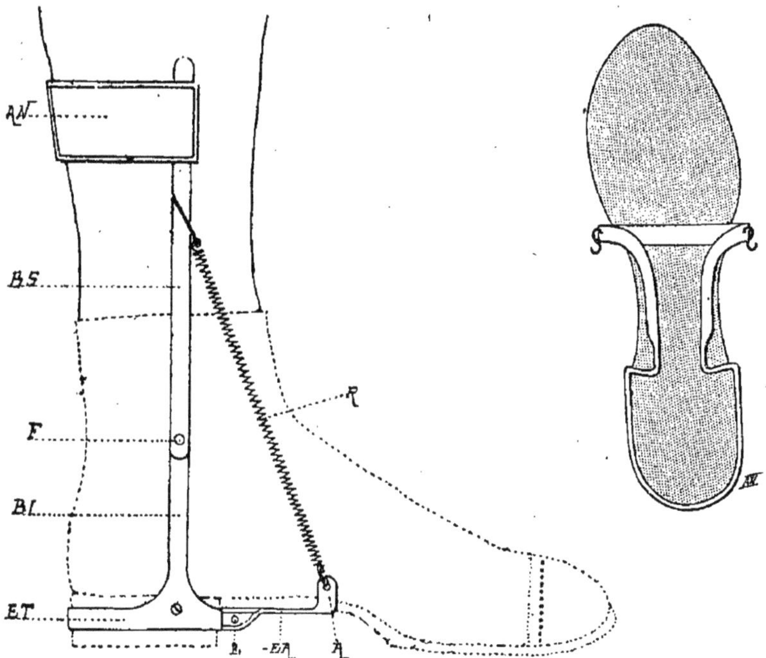

FIG. 61. — Appareil de Souques, Mégevand et Donnet (appareil mis en place).

Auxquels des appareils précédemment décrits ou cités faut-il donner la préférence ?

« En pratique, dit Froment, nous avons constaté que si la chute du pied est peu accentuée, une bonne chaussure à haute tige un peu serrée, remontant jusqu'au tiers moyen de la jambe, est presque suffisante. Mais il y a souvent intérêt pour que la correction de l'attitude vicieuse soit plus complète et la marche plus aisée, à surelever le bord externe de la semelle (et le talon) et à ajouter la patelette élastique (1). »

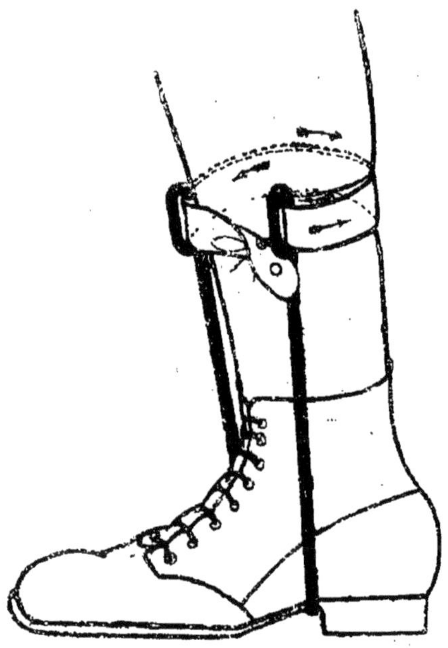

FIG. 62. — Appareil de J. Privat et J. Belot.

Lorsque le pied est très tombant l'on peut utiliser avec succès l'un des appareils à soutien bilatéral.

L'appareil de Meige sera employé dans les cas où le mollet est douloureux et d'une manière intermittente seulement, à la phase de restauration motrice.

Bien que les problèmes posés par la prothèse contre les paralysies du nerf sciatique poplité externe ne soient pas tous résolus, tous les neurologistes sont d'accord que la prothèse

(1) *Revue neurologique*, juin 1917, p. 580.

est préférable de beaucoup aux opérations chirurgicales et notamment à l'arthrodèse qui transformerait une infirmité

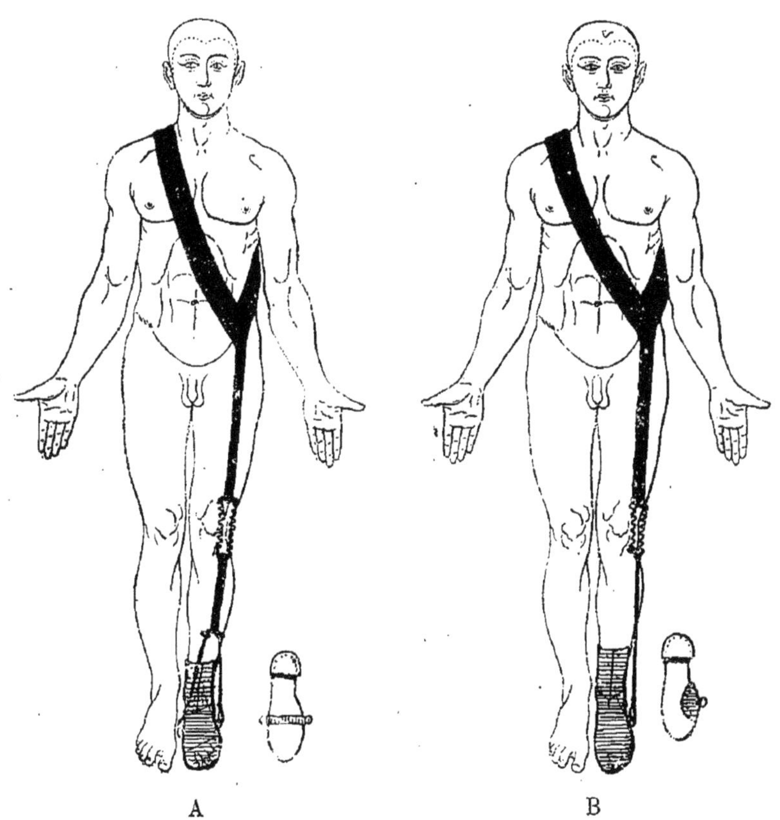

Fig. 63 et 64. — Appareil de Henry Meige. Baudrier passant sur l'épaule opposée au pied malade et soutenant une jarretelle élastique fixée à la semelle de la chaussure : A, par deux attaches (paralysie de tous les muscles de la jambe) B, par une attache au bord externe (paralysie du sciatique poplité externe).

temporaire (le S. P. E. se restaurant assez facilement) en une infirmité définitive.

« L'arthrodèse peut seulement trouver ses indications dans certaines formes de paralysie infantile où les déformations articulaires sont particulièrement à craindre » (Chiray et Dagnan-Bouveret).

Paralysies du nerf grand sciatique.

D'une manière générale la paralysie du nerf grand sciatique est justiciable de la même prothèse que les lésions du S. P. Externe.

Le steppage est moins accentué que dans ce dernier cas mais le pied est ballant et insensible, et de ce fait plus exposé encore aux torsions en dedans ou en dehors.

Tous les appareils précédemment décrits peuvent corriger les troubles de la marche au cours des lésions non douloureuses du grand sciatique, les appareils à soutien bilatéral seront les plus appropriés.

Nous avons vu comment l'appareil de Meige pouvait s'appliquer après une légère modification aux pieds ballants de la paralysie du sciatique total. De même l'appareil d'Hendrix peut servir pour paralysie des sciatiques poplité externe et interne si la tige de l'étrier et la tige latérale sont disposées pour faire arrêt dans la flexion, quand le pied chaussé fait un angle de 90°.

Paralysies du sciatique poplité interne.

Les troubles de la marche sont généralement peu importants lorsqu'on considère les paralysies simples non douloureuses de ce nerf, ces dernières n'étant pas justiciables de la prothèse.

Le blessé dont le S. P. I. est lésé se trouve dans l'impossibilité d'étendre le pied en abaissant la pointe et de le porter en adduction franche. Ce sont là les deux mouvements que l'on pourra essayer de suppléer, la flexion des orteils et leur abduction et adduction devant être négligées.

Le plus souvent la marche est relativement aisée, le pied

restant à angle droit sur la jambe ; mais parfois la tonicité des antagonistes est élevée, le talon s'abaisse et la voûte plantaire s'affaisse dans sa moitié interne, d'où la production d'un pied plat valgus. Dans ce dernier cas l'appareillage est indiqué.

On peut adapter à ces blessés, certains des appareils décrits à propos des lésions du S. P. Externe; mais il existe cependant un appareil expressément construit pour la correction de la paralysie du S. P. Interne, c'est celui de Privat et Belot [1] (fig. 65).

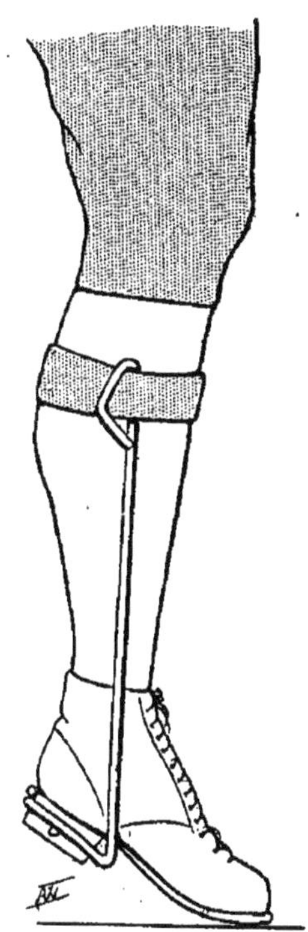

Fig. 65. — Appareil de Privat et Belot (appareil en place).

Il est constitué par une tige d'acier formant ressort qui longe la face interne de la jambe et se recourbe en boucle autour du talon; en haut, elle s'accroche à une courroie maintenue autour du mollet. La boucle et la tige forme un angle aigu ouvert en arrière de 15° environ ; ceci permet le soulèvement du talon lorsque l'appareil est en place.

Au cours des paralysies douloureuses du sciatique dues à l'irritation des fibres du S. P. Interne, lorsque le malade peut enfin quitter le lit, on lui fait porter une chaussure très large du bord et fendue jusqu'à la pointe du pied. L'appareillage est contre-indiqué à cause de la rétraction du tendon d'Achille, de la déformation des orteils, de l'extrême sensibilité du mollet et souvent aussi de l'ankylose du genou.

Si ces rétractions tendineuses n'ont pas pu être évitées, au cours des grandes causalgies du pied, on aura recours à des sections tendineuses dès que l'irritation et les troubles trophiques seront diminués.

(1) *Paris médical*, 17 février 1917.

Paralysies du nerf crural.

Ces paralysies, infiniment moins fréquentes que celles du sciatique, entraînent principalement une impotence du quadriceps fémoral.

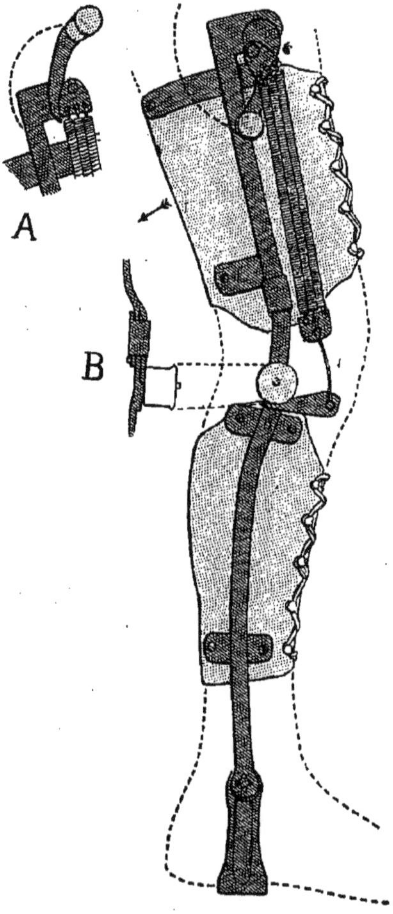

La plupart des sujets atteints de paralysie crurale sont encore capables de se tenir debout ou de marcher à peu près sans gêne en terrain plat, mais à la condition expresse de maintenir la jambe en extension complète sur la cuisse. La gêne augmente énormément dès qu'il y a des inégalités du terrain ou qu'il s'agit de monter ou de descendre un escalier.

Fig. 66. — Appareil de Cateau contre les paralysies du nerf crural.

Pour monter un escalier « ils n'y parviennent qu'en portant en avant la jambe saine sur la marche supérieure tandis que la jambe paralysée en extension supporte le poids du corps. Pour descendre au contraire, c'est la jambe malade qui se porte en avant et se pose sur la marche inférieure afin de recevoir le poids du corps, tandis que la jambe saine le soutient et ne fléchit sur la cuisse que progressivement, maintenue par la contraction puissante du quadriceps. Ce signe de l'escalier est utile au diagnostic de la paralysie du nerf crural et peut servir à dépister les fausses impotences nevropathiques ou simulées » (Chiray et Dagnan-Bouveret, p. 290).

Pour remédier à tous ces inconvénients, M. Henry Meige (1) au nom de la Commission de la Société de Neurologie de Paris pour la prothèse nerveuse, a présenté un appareil construit par M. Cateau selon les indications ainsi formulées par M. Henry Meige :

« 1° D'abord prévenir pendant la station et pendant la marche cette flexion subite de la jambe sur la cuisse que risque toujours de produire un instant d'inattention ou un accident de terrain imprévu; 2° tenant compte des phénomènes douloureux qu'entraîne l'extension permanente et qui sont dus à une pression prolongée s'exerçant toujours sur les mêmes points des surfaces articulaires du genou, l'appareil doit permettre un très léger degré de flexion, suffisant pour faire varier les contacts articulaires, mais au delà duquel la jambe ne peut plus se plier ; 3° enfin, il est indispensable que, par un mécanisme de déclanchement très simple, le blessé puisse lui-même, au repos, dans la position assise, rendre à sa jambe tous les degrés possibles de flexion. »

« Cet appareil se compose de deux attelles métalliques maintenues sur la face interne et sur la face externe du membre inférieur par un cuissard et une molletière en cuir moulé, lacés. Les attelles, articulées au genou et au cou-de-pied, sont fixées à un étrier au devant du talon. L'articulation du cou-de-pied est très facilement démontable, ce qui permet au blessé de retirer son appareil tout en conservant sa chaussure.

« Près de l'articulation du genou, sur l'attelle externe, est disposée une glissière qui, une fois poussée, rend la jambe solidaire de la cuisse, en ne permettant qu'une très légère

(1) Henry Meige. Appareil prothétique contre les paralysies du nerf crural (appareil de Cateau) présenté au nom de la commission de la Société de Neurologie de Paris pour la prothèse nerveuse. *Société de Neurologie,* séance du 5 juillet 1917. *Revue neurologique,* juin 1917, p. 553.

flexion, réglable suivant les cas, mais qui ne peut être dépassée.

« Ainsi se trouve évité l'effondrement.

« Enfin, pour assurer l'extension de la jambe sur la cuisse pendant la marche, deux forts ressorts à boudin disposés sur le côté externe jouent l'office du muscle quadriceps déficient. Un taquet que le blessé peut mouvoir de sa poche permet de détendre ces ressorts dans la position du repos ; la jambe peut alors se fléchir à volonté. »

En dehors de cet appareil on en a imaginé d'autres qui remplacent le quadriceps au moyen d'élastiques permettant une flexion complète de la jambe sur la cuisse.

Ces derniers appareils conviennent surtout dans les paralysies plus légères ou en voie de restauration puisqu'ils permettent au genou toute l'étendue de ses mouvements de flexion.

Parmi ces appareils citons celui de Mauclaire et celui de Privat et Belot.

TABLE DES MATIÈRES

CHARTRES. — IMPRIMERIE DURAND, RUE FULBERT.

Juillet 1919

MASSON ET CIE, EDITEURS
LIBRAIRES DE L'ACADÉMIE DE MÉDECINE
120, BOULEVARD SAINT-GERMAIN, PARIS

Extrait du Catalogue Médical

Vient de paraître :

Th. TUFFIER ET *P. DESFOSSES*
Professeur agrégé à la Faculté de Médecine de Paris. Chirurgien de l'Hôpital de la Pitié.
Chirurgien de l'Hôpital Britannique de Paris.

Petite Chirurgie pratique

CINQUIÈME ÉDITION, REVUE ET AUGMENTÉE

Un volume in-8 de 714 pages avec 419 figures . . . . . 20 fr. net

Extrait de la préface :

« Si notre livre a eu quelque succès, ce dont témoignent ses éditions successives et les traductions en allemand, en « espagnol, en russe, qui en ont été faites, c'est précisément, « on nous l'a dit, parce qu'il initie les médecins et les infirmiè- « res à ces détails de petite pratique médico-chirurgicale que « négligent les grands traités scientifiques.

« Fidèles aux enseignements de la guerre, cette grande éduca- « trice, nous avons dans cette 5ᵉ édition, remanié entièrement « les chapitres qui ont trait aux pansements des plaies et au « traitement des fractures, nous avons ajouté toutes les nou- « velles techniques, telles que la transfusion du sang, qui sont « passées du domaine de la grande chirurgie dans le domaine « de la pratique courante. »

Pr. 858.

Majoration syndicale temporaire de 10 0/0 sur tous les prix de ce Catalogue

" COLLECTION HORIZON "

CHACUN DES VOLUMES DE CETTE COLLECTION EST MIS EN VENTE AU PRIX DE 4 FRANCS

Il existe une édition anglaise de tous les volumes marqués par une *
(En vente, à Paris, chez MASSON et Cie, Éditeurs.)

VOLUMES EN VENTE

Accidents du Travail *des ouvriers des usines et établissements de la guerre.* — par VALLAT.

Les premières heures du Blessé de guerre. *Du trou d'obus au poste de secours*, — par P. BERTEIN et A. NIMIER.

L'Évolution de la Plaie de guerre. *Mécanismes biologiques fondamentaux*, par A. POLICARD.

Syphilis. Paludisme. Amibiase. *Cures initiales et blanchiment*, par P. RAVAUT. Préface du Pr F. WIDAL.

* **La Fièvre typhoïde et les Fièvres paratyphoïdes,** — par H. VINCENT et L. MURATET. (*Deuxième édition.*)

Traitement des Psychonévroses *de guerre*, — par G. ROUSSY, J. BOISSEAU et M. d'ŒLSNITZ.

* **Hystérie - Pithiatisme et Troubles nerveux d'ordre réflexe** *en Neurologie de guerre*, — par J. BABINSKI et J. FROMENT.

Commotions et Émotions de guerre, — par André LÉRI.

* **Troubles mentaux de guerre,** — par Jean LÉPINE.

Blessures de la Moelle et de la Queue de cheval, — par les Drs G. ROUSSY et J. LHERMITTE. Préface du Pr PIERRE MARIE.

* **Formes cliniques des Lésions des Nerfs,** — par Mme ATHANASSIO-BENISTY. Préface du Pr PIERRE MARIE. (2e *édition.*)

* **Blessures du Cerveau.** *Formes cliniques*, — par CHARLES CHATELIN. Préface du Pr PIERRE MARIE. (*Deuxième édition.*)

* **Blessures du Crâne.** *Traitement opératoire des plaies du Crâne*, — par T. DE MARTEL. (*Deuxième édition revue.*)

* **Plaies de la Plèvre et du Poumon,** — par R. GRÉGOIRE et COURCOUX.

La Suspension dans le Traitement des Fractures. *Appareils Anglo-Américains*, — par P. DESFOSSES et CHARLES-ROBERT.

Gun-Shot Fractures of the Extremities, — by JOSEPH A. BLAKE. (Texte anglais.)

* **Traitement des Fractures,** — par R. LERICHE. (2 *volumes*):
TOME I. — *Fractures articulaires* (97 *figures*). (2e *édit.*)
TOME II (et dernier). — *Fractures diaphysaires.* (*Épuisé.*)

* **Otites et Surdités de guerre.** *Diagnostic; Traitement; Expertises*, — par les Drs H. BOURGEOIS et SOURDILLE.

* **Les Fractures de l'Orbite** *par Projectiles de guerre*, — par Félix LAGRANGE. (77 *fig. dans le texte et* 6 *planches hors texte.*)

* **Les Blessures de l'abdomen,** — par J. ABADIE (d'Oran), avec Préface du Dr J.-L. FAURE. (*Deuxième édition revue.*)

* **Localisation et extraction des projectiles,** — par OMBRÉDANNE et R. LEDOUX-LEBARD. (*Deuxième édition.*)

* **Électro-diagnostic de guerre.** *Clinique. Conseil de réforme. Technique et interprétation*, par A. ZIMMERN et P. PEROL.

Dr DUCROQUET

Chirurgien orthopédiste de l'Hôpital Rothschild.

Prothèse fonctionnelle

Un volume in-8 de 236 pages, avec 218 figures originales . . **5** fr.

Il ne suffit pas d'envoyer un ancien blessé de guerre chez l'orthopédiste pour qu'il y trouve l'appareil à sa convenance: le rôle du médecin est de le guider de ses conseils et d'adapter à sa situation physique l'instrument qui lui est nécessaire.

Ce livre servira de guide aux nombreux médecins qui seront consultés pour séquelles de guerre.

Leçons de
Chirurgie de guerre

PUBLIÉES SOUS LA DIRECTION DE CL. REGAUD

Par MM. GUILLAIN, JEANBRAU, LECÈNE, LEMAITRE, LERICHE, MAGITOT, MOCQUOT, NOGIER, OKINCZYC, PIOLLET, POLICARD ROUX-BERGER TISSIER

Un volume grand in-8 de 396 p. avec fig. dans le texte. . . . 9 fr.

Dr A. MARTIN

Prothèse du Membre Inférieur

Un volume de 112 pages avec figures dans le texte. . . . . . . 5 fr.

Paul ALQUIER — *J. TANTON*

Appareillage dans les Fractures de Guerre

1 vol. in-8 de 250 pages avec 182 figures . . . . 7 fr. 50

Henri HARTMANN

Professeur de Clinique chirurgicale.

Les Plaies de guerre

Un volume gr. in-8 de 200 pages avec 58 figures . . . . 8 fr.

Dr G. VALOIS

Membre de la Société d'Ophtalmologie de Paris.

Les Borgnes de la guerre

1 vol. gr. in-8 de 224 p. avec fig. dans le texte et 25 planch. orig. 12 fr.

Félix LAGRANGE

Professeur à la Faculté de médecine de Bordeaux.

Atlas d'Ophtalmoscopie de guerre

1 vol. gr. in-8 de 188 pages et 100 planches . . . . 35 fr.

Georges DIEULAFOY
Professeur à la Faculté de Paris.
Membre de l'Académie de Médecine.

Manuel de Pathologie interne

SEIZIÈME ÉDITION (*nouveau tirage 1918*).

vol. in-16, ensemble 4300 pages, avec figures en noir et en couleurs, cartonnés à l'anglaise, tranches rouges . . . . **40** fr.

Précis de Pathologie chirurgicale

PAR MM.

P. BÉGOUIN, H. BOURGEOIS, P. DUVAL, GOSSET, E. JEANBRAU LECÈNE, LENORMANT, R. PROUST, TIXIER

Professeurs aux Facultés de Paris, Bordeaux, Lyon et Montpellier.

TOME I. — **Pathologie chir. générale, Tissus, Crâne et Rachis.** — 2e *édition*, 1110 *pages*, 385 *figures*. *En réimpression*.

TOME II. — **Tête, Cou, Thorax.** — 2e *édition*, 1068 *pages*, 320 *figures* . . . . **10** fr.

TOME III. — **Glandes mammaires, Abdomen, Appareil génital de l'homme.** — 2e *édit.*, 881 *pages*, 352 *figures*. **10** fr.

TOME IV. — **Organes génito-urinaires** (*suite*), **Affections des Membres.** — 2e *édition*, 1200 *pages*, 429 *figures* . . **10** fr.

Aug. BROCA
Professeur d'opérations et appareils à la Faculté de Médecine de Paris.

Précis de Médecine Opératoire

510 *figures dans le texte* . . . . **9** fr.

Ét. MARTIN
Professeur à la Faculté de Lyon.

Déontologie et Médecine professionnelle

Un volume de 316 *pages* . . . . 5 fr.

G. WEISS
Professeur à la Faculté de Paris.

Physique biologique

4ᵉ *édition*, 566 *pages*, 575 *figures* . . . . 10 fr.

L. BARD
Professeur de clinique médicale à l'Université de Genève.

Examens de Laboratoire employés en Clinique

3ᵉ *édition revue*. 1 *vol. in*-8 *de* 830 *pages avec* 162 *figures* . . 14 fr.

P. POIRIER
Professeur d'anatomie à la Faculté.

Amédée BAUMGARTNER
Ancien prosecteur

Dissection

3ᵉ *édition*, 360 *pages*, 241 *figures* . . . . *En réimpression.*

M. LETULLE
Professeur à la Faculté de Paris.

L. NATTAN-LARRIER
Ancien chef de Laboratoire à la Faculté.

Anatomie Pathologique

TOME I. — *Histologie générale. App. circulatoire, respiratoire.*
940 *pages*, 248 *figures originales*. . . . . 16 fr.

M. LANGERON
Préparateur à la Faculté de Médecine de Paris.

Microscopie

2ᵉ *édition*, 820 *pages*, 292 *figures* . . . . *En réimpression.*

V. MORAX
Ophtalmologiste de l'hôpital Lariboisière.

Ophtalmologie

2ᵉ *édition*, 768 *pages*, 427 *figures* . . . . 14 fr.

G.-M. DEBOVE
Doyen honoraire de la Faculté.

G. POUCHET
Prof. de Pharmacologie à la Faculté de Médecine.

A. SALLARD
Ancien interne des Hôpitaux de Paris.

Aide-Mémoire de Thérapeutique

2e *édition*. 1 *vol. in-8 de* 912 *pages, relié toile*. . . . . **18 fr.**

Ch. ACHARD
Professeur à la Faculté.

G.-M. DEBOVE
Doyen de la Fac. de Paris.

J. CASTAIGNE
Professeur ag. à la Faculté.

Manuel des Maladies du Tube digestif

TOME I : *BOUCHE, PHARYNX, ŒSOPHAGE, ESTOMAC*

par **G. PAISSEAU, F. RATHERY, J.-Ch. ROUX**

1 *vol. grand in-8 de* 725 *pages avec figures dans le texte* . . **14 fr.**

TOME II : *INTESTIN, PÉRITOINE, GLANDES SALIVAIRES, PANCRÉAS*

par **M. LOEPER, Ch. ESMONET, X. GOURAUD, L.-G. SIMON, L. BOIDIN et F. RATHERY**

1 *vol. grand in-8 de* 810 *pages avec* 116 *figures dans le texte*. **14 fr.**

Manuel des Maladies de la Nutrition et Intoxications

par **L. BABONNEIX, J. CASTAIGNE, Abel GY, F. RATHERY**

1 *vol. grand in-8 de* 1082 *pages avec* 118 *fig. dans le texte*. **20 fr.**

Ouvrages du Docteur MARTINET

Thérapeutique Usuelle des
Maladies de l'Appareil respiratoire

1 vol. in-8 de 300 pages avec fig., broché . . . . 3 fr. 50

Clinique et Thérapeutique circulatoire

1 vol. in-8 de 584 pages avec 222 fig. dans le texte . . . . . . 12 fr.

Pressions artérielles et Viscosité sanguine

1 vol. in-8 de 273 pages avec 102 fig. en noir et en couleurs . . 7 fr.

Les Médicaments usuels

Cinquième édition revue . . . . *Sous presse.*

Les Aliments usuels

1 vol. in-8 de 360 pages avec fig. Deuxième édition revue . . . 4 fr.

Thérapeutique Usuelle des
Maladies de la Nutrition

1 vol. in-8 de 429 pages, en collaboration avec le Dr Legendre . 5 fr.

Les Régimes usuels

1 vol. in-8 de 438 pages, en collaboration avec le Dr Legendre. 5 fr.

DANS LA MÊME COLLECTION :

Clinique hydrologique

1 vol. in-8 de 646 pages . . . . 7 fr.

Les Agents physiques usuels

1 vol. in-8 de 650 pages avec 170 fig. et 3 planches hors texte . . . 8 fr.

A. LESAGE

Médecin des Hôpitaux de Paris.

La Méningite Tuberculeuse de l'Enfant

1 *vol. in-8 de* 194 *pages* . . . . 4 fr. 50

A. LESAGE

Médecin des hôpitaux de Paris.

Traité des Maladies du Nourrisson

1 *vol. in-8 de* 742 *pages avec* 68 *figures dans le texte* . . . . . **10** fr.

Jules COMBY

Médecin de l'hôpital des Enfants-Malades.

Deux cents Consultations médicales Pour les Maladies des Enfants

5e *édition.* 1 *vol. in-16, cartonné* . . . . **5** fr.

P. NOBÉCOURT

Professeur agrégé à la Faculté de Médecine de Paris, Médecin des hôpitaux.

Conférences pratiques sur l'Alimentation des Nourrissons

2e *édition.* 1 *vol. in-8 de* 373 *pages avec* 33 *fig. dans le texte.* . **5** fr.

Eugène TERRIEN

Ancien chef de clinique des Maladies des Enfants.

Précis d'Alimentation des Jeunes Enfants

3e *édition.* 1 *vol. de* 402 *pages avec graphiques, cartonné.* . . . **4** fr.

M. WEINBERG et P. SEGUIN
de l'Institut Pasteur de Paris.

La Gangrène gazeuse

Bactériologie. — Reproduction expérimentale.
Sérothérapie.

1 *vol. gr. in-8 de* 444 *pages avec figures et* 8 *planches* . . **20** fr.

A. PRENANT — Professeur à la Faculté de Paris.

L. MAILLARD — Chef des trav. de Chim. biol. à la Faculté de Paris.

P. BOUIN — Professeur agrégé à la Faculté de Nancy.

Traité d'Histologie

TOME I. — *CYTOLOGIE GÉNÉRALE ET SPÉCIALE*.. (**Épuisé**).

TOME II. — *HISTOLOGIE ET ANATOMIE*. 1 *volume gr. in-8 de* 1210 *pages avec* 572 *fig. dont* 31 *en couleurs* . . . . **50** fr.

PRENANT
Professeur à la Faculté de Médecine de Nancy.

Éléments d'Embryologie
de l'Homme et des Vertébrés

TOME I. — **Embryogénie.** 1 *vol. in-8,* 299 *fig. et* 4 *planches*. **16** fr.

TOME II. — **Organogénie.** 1 *vol. in-8 de* 856 *pages avec* 381 *fig.* **20** fr.

A. BESREDKA
Professeur à l'Institut Pasteur.

Anaphylaxie et Antianaphylaxie

Préface de E. ROUX, Membre de l'Institut.

1 *vol. in-8 de* 160 *pages*. . . . . **4** fr.

AXENFELD

Traité d'Ophtalmologie

Traduction française du Dr MENIER

1 *vol. in-8 de* 790 *pages avec* 12 *planches en couleurs et* 549 *fig.* **30** fr.

MAY

Chirurgien chargé des Services d'ophtalmologie des hôpitaux de New York

Manuel
des Maladies de l'Œil

Traduction par P. BOUIN
Professeur à la Faculté de Nancy,

3e *édition française de* 1914.

In-16, 456 *pages,* 365 *figures et* 22 *planches avec* 72 *figures en couleurs, cartonné* . . . . **8** fr.

Th. HEIMAN

L'Oreille et ses maladies

2 *vol. in-8 de* 1462 *pages avec* 167 *figures* . . . . **40** fr.
Cet ouvrage se vend relié au prix de . . . . **46** fr.

Ph. BELLOCQ

Ex-Prosecteur à la Faculté de Médecine de Toulouse.

Étude Anatomique de l'Oreille interne osseuse

1 *vol. gr. in-8 de* 232 *pages avec* 120 *fig.* . . . . **12** fr.

Louis MARTIN — Auguste PETTIT

Spirochètose ictérohémorragique

1 vol. gr. in-8 de 284 pages, 29 fig., 13 planches . . . . . . **15** fr.

H. VIOLLE

Le Choléra

1 vol. gr. in-8 de 618 pages, cartonné. . . . . **20** fr.

A. LAVERAN

Professeur à l'Institut Pasteur, Membre de l'Institut

Leishmanioses Kala-Azar, Bouton d'Orient Leishmaniose Américaine

1 vol. in-8 de 515 pages, 40 figures, 6 planches hors texte en noir et en couleurs. . . . . **15** fr.

A. LAVERAN — Membre de l'Institut.

F. MESNIL — Professeur à l'Institut Pasteur.

Trypanosomes et Trypanosomiases

2e édition, 1 vol. gr. in-8 de 1008 pages avec 198 figures **25** fr.

R. SABOURAUD

Directeur du Laboratoire Municipal à l'Hôpital Saint-Louis.

Maladies du Cuir Chevelu

TOME I. — *Maladies séborrhéiques*, 1 vol. gr. in-8 . . . . . . **10** fr.
TOME II. — *Maladies desquamatives*. 1 vol. gr. in-8 . . . . . **22** fr.
TOME III. — *Maladies cryptogamiques*. 1 vol. gr. in-8. . . . **30** fr.

La Pratique Dermatologique

PUBLIÉ SOUS
la Direction de MM. Ernest BESNIER, L. BROCQ et L. JACQUET

4 volumes **156** fr. — TOME I : **36** fr. — TOMES II, III, IV, chacun : **40** fr.

P. POIRIER — A. CHARPY

Traité d'Anatomie Humaine

NOUVELLE ÉDITION, ENTIÈREMENT REFONDUE PAR

A. CHARPY et A. NICOLAS

Professeur d'Anatomie à la Faculté de Médecine de Toulouse

Professeur d'Anatomie à la Faculté de Médecine de Paris.

O. AMOEDO, ARGAUD, A. BRANCA, R. COLLIN, B. CUNÉO, G. DELAMARE, Paul DELBET, DIEULAFÉ, A. DRUAULT, P. FREDET, GLANTENAY, A. GOSSET, M. GUIBÉ, P. JACQUES, Th. JONNESCO, E. LAGUESSE, L. MANOUVRIER, P. NOBÉCOURT, O. PASTEAU, M. PICOU, A. PRENANT H. RIEFFEL, ROUVIÈRE, Ch. SIMON, A. SOULIÉ, B. de VRIESE, WEBER.

TOME I. — **Introduction. Notions d'embryologie. Ostéologie. Arthrologie,** 825 *figures* (*3e édition*). . . . . **20** fr.

TOME II. — 1er Fasc. : **Myologie. — Embryologie. Histologie. Peauciers et aponévroses,** 351 *figures* (*3e édition*) . . **14** fr.

2e Fasc. : **Angéiologie** (Cœur et Artères), 248 *fig.* (*3e éd.*). **12** fr.

3e Fasc. : **Angéiologie** (Capillaires, Veines), (*3e éd.*) (*en préparation*).

4e Fasc. : **Les Lymphatiques,** 126 *figures* (*2e édition*). . . **8** fr.

TOME III. — 1er Fasc. **Système nerveux** (Méninges. Moelle. Encéphale), 265 figures (*3e édition*) . . . . (*en préparation*).

2e Fasc. : **Système nerveux** (Encéphale) (*2e édition*). **Épuisé.**

3e Fasc. : **Système nerveux** (Nerfs. Nerfs crâniens et rachidiens), 228 *figures* (*2e édition*) . . . . **12** fr.

TOME IV. — 1er Fasc. : **Tube digestif,** 213 *figures* (*3e édit.*). **12** fr.

2e Fasc. : **Appareil respiratoire,** 121 *figures* (*2e édit.*) . . **6** fr.

3e Fasc. : **Annexes du tube digestif. Péritoine.** 462 figures (*3e édition*). . . . . **18** fr.

TOME V. — 1er Fasc. : **Organes génito-urinaires,** 431 *figures* (*2e édition*). (*en préparation*).

2e Fasc. : **Organes des sens. Tégument externe et dérivés. Appareil de la vision. Muscles et capsule de Tenon. Sourcils, paupières, conjonctives, appareil lacrymal. Oreille externe, moyenne et interne. Embryologie du nez. Fosses nasales. Organes chromaffines.** 671 *figures* (*en réimpression*).

Précis de
Technique Opératoire

PAR LES PROSECTEURS DE LA FACULTÉ DE MÉDECINE DE PARIS

Pratique courante et Chirurgie d'urgence, par V. VEAU. 5e *édit.*
Tête et cou, par CH. LENORMANT. 5e *édition.*
Thorax et membre supérieur, par A. SCHWARTZ. 4e *édition.*
Abdomen, par M. GUIBÉ. 4e *édition.*
Appareil urin. et app. génit. de l'homme, par P. DUVAL. 4e *édit.*
Appareil génital de la femme, par R. PROUST. 4e *édition.*
Membre inférieur, par GEORGES LABEY. 4e *édition.*

Chaque vol. illustré de nombreuses fig., la plupart originales . . **5** fr.

Aug. BROCA
Professeur d'opérations et d'appareils à la Faculté de Paris.

Chirurgie Infantile

1 *vol. in-8 jésus de* 1136 *pages avec* 1259 *figures, cartonné* . . **25** fr.

Th. TUFFIER
Professeur agrégé à la Faculté
de Médecine de Paris
Chirurgien de l'hôpital de la Pitié.

ET

P. DESFOSSES
Chirurgien de l'hôpital Britannique
de Paris.

Petite Chirurgie
pratique

CINQUIÈME ÉDITION, REVUE ET AUGMENTÉE

1 *vol. in-8 de* 714 *pages avec* 419 *figures* . . . . **20** fr.

Léon BÉRARD
Professeur de clinique chirurgicale
à la Faculté de Médecine de Lyon.

Paul VIGNARD
Chirurgien de la Charité
(Lyon).

L'Appendicite

Étude clinique et critique

1 *vol. gr. in-8 de* 888 *pages avec* 158 *figures dans le texte*. . . **18** fr.

L. OMBRÉDANNE
Professeur agrégé à la Faculté de Médecine de Paris,
Chirurgien de l'Hôpital Bretonneau.

Technique Chirurgicale Infantile

Indications opératoires, Opérations courantes

1 *vol. in-8 de* 342 *pages avec* 210 *figures* . . . . **7** fr.

Traité Médico-Chirurgical des Maladies de l'Estomac et de l'Œsophage

Par MM.

A. MATHIEU
Médecin
de
l'Hôpital St-Antoine.

L. SENCERT
Professeur agrégé
à la
Faculté de Nancy.

Th. TUFFIER
Professeur agrégé,
Chirurgien
de l'Hôpital Beaujon.

AVEC LA COLLABORATION DE :

J. CH.-ROUX
Ancien interne
des
Hôpitaux de Paris,

ROUX-BERGER
Prosecteur
à l'Amphithéâtre
des Hôpitaux.

F. MOUTIER
Ancien interne
des
Hôpitaux de Paris

1 *vol. gr. in-8 de* 934 *pages avec* 300 *figures dans le texte*. . . **20** fr.

OUVRAGES DE
H. HARTMANN
Professeur de Clinique à la Faculté de Paris.

Gynécologie opératoire

Un volume du *Traité de Médecine opératoire et de Thérapeutique chirurgicale.*

1 *vol. gr. in-8 de* 500 *pages,* 422 *fig. dont* 80 *en couleurs, cart.* **20** fr.

Organes génito-urinaires de l'homme

Un volume du *Traité de Médecine opératoire et de Thérapeutique chirurgicale.*

1 *volume gr. in-8 de* 432 *pages avec* 412 *figures* . . . . **15** fr.

Travaux de Chirurgie anatomo-clinique

Quatre volumes grand in-8.

1re Série : **Voies urinaires. Estomac,** avec B. Cunéo, Delaage, P. Lecène, Leroy, G. Luys, Prat, G.-H. Roger, Soupault. **15** fr.

2e Série : **Voies urinaires. — Testicule,** avec la collaboration de B. Cunéo, Esmonet, Lavenant, Lebreton et P. Lecène. . **15** fr.

3e Série : **Chirurgie de l'Intestin,** avec la collaboration de Lecène et J. Okinczyc . . . . **16** fr.

4e Série : **Voies urinaires,** avec la collaboration de B. Cunéo, Delamare, V. Henry, Küss, Lebreton et P. Lecène. . . . **16** fr.

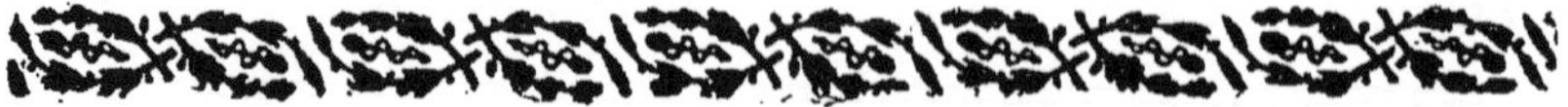

83620. — IMP. LAHURE.

Prix : 7 fr. net

www.ingramcontent.com/pod-product-compliance
Ingram Content Group UK Ltd.
Pitfield, Milton Keynes, MK11 3LW, UK
UKHW020324230726
13925UKWH00002B/617